Advanced Training Course
on Direct Vision Induced
Abortion Surgery in the Uterine Cavity

# 宫腔直视人工流产手术
## 高级培训教程

主编　顾向应　董晓静

U0188882

中国科学技术出版社
·北 京·

图书在版编目（CIP）数据

宫腔直视人工流产手术高级培训教程 / 顾向应，董晓静主编 . — 北京：中国科学技术出版社 , 2023.5

ISBN 978-7-5236-0172-3

Ⅰ . ①宫… Ⅱ . ①顾… ②董… Ⅲ . ①人工流产—教材 Ⅳ . ① R719.9

中国国家版本馆 CIP 数据核字 (2023) 第 058291 号

| | | |
|---|---|---|
| 策划编辑 | 宗俊琳　王　微 | |
| 责任编辑 | 王　微 | |
| 文字编辑 | 汪　琼 | |
| 装帧设计 | 佳木水轩 | |
| 责任印制 | 徐　飞 | |

| | | |
|---|---|---|
| 出　　版 | 中国科学技术出版社 |
| 发　　行 | 中国科学技术出版社有限公司发行部 |
| 地　　址 | 北京市海淀区中关村南大街 16 号 |
| 邮　　编 | 100081 |
| 发行电话 | 010-62173865 |
| 传　　真 | 010-62179148 |
| 网　　址 | http://www.cspbooks.com.cn |

| | | |
|---|---|---|
| 开　　本 | 710mm×1000mm　1/16 |
| 字　　数 | 163 千字 |
| 印　　张 | 12.5 |
| 版　　次 | 2023 年 5 月第 1 版 |
| 印　　次 | 2023 年 5 月第 1 次印刷 |
| 印　　刷 | 北京盛通印刷股份有限公司 |
| 书　　号 | ISBN 978-7-5236-0172-3/R·3066 |
| 定　　价 | 98.00 元 |

# 编著者名单

主　编　顾向应　天津医科大学总医院

　　　　董晓静　重庆医科大学附属第二医院

副主编（以姓氏笔画为序）

　　　　王英芳　河南省人民医院

　　　　兰　琳　贵州省贵阳市妇幼保健院

　　　　吕　雯　浙江省立同德医院

　　　　汪邦兰　安徽省妇幼保健院

　　　　周小斐　上海交通大学医学院附属仁济医院

　　　　徐　青　江苏省南京市妇幼保健院

编　委（以姓氏笔画为序）

　　　　王晓静　郑州大学第二附属医院

　　　　向　梅　江苏省常州市妇幼保健院

　　　　杜晓琴　绵阳市中心医院

　　　　李鲜凤　新疆维吾尔自治区妇幼保健院

　　　　张蕴霞　河北省人民医院

编　者（以姓氏笔画为序）

　　　　王　洁　河南省人民医院

　　　　王　曼　河南省人民医院

　　　　刘帅斌　重庆医科大学附属第二医院

　　　　刘松君　浙江省立同德医院

　　　　汤福想　郑州大学第二附属医院

　　　　李　雯　江苏省南京市妇幼保健院

　　　　吴　琪　河北省人民医院

　　　　陈　慧　郑州大学第二附属医院

　　　　陈彦婷　江苏省南京市妇幼保健院

郑幼娇　贵州省贵阳市妇幼保健院

赵　勇　微系统医疗器械国家地方联合工程研究中心

胡晓渝　重庆医科大学附属第二医院

侯春梅　上海交通大学医学院附属仁济医院

袁　媛　贵州省贵阳市妇幼保健院

黄慧宁　河南省人民医院

梁　艳　重庆医科大学附属第二医院

程　莉　微系统医疗器械国家地方联合工程研究中心

薛　莉　安徽省妇幼保健院

# 内容提要

　　本书由天津医科大学总医院顾向应教授、重庆医科大学附属第二医院董晓静教授主编，联合国内计生领域 11 家医院的一线临床专家，结合临床实例、实操经验、专家共识等精心编写，是一部宫腔直视人工流产手术专业培训教材。

　　全书共 12 章，从"宫腔直视人工流产手术"技术介绍，到应用该技术所见的女性生殖系统、不同妊娠周期、异常妊娠、宫内节育器等生理病理特点，再到应用该技术进行的人工终止妊娠手术、非孕期检查，以及该技术的围术期管理和术后康复及避孕优生建议等均有详细介绍。

　　本书文字精练，条理清晰，图文并茂，还附有实例视频，使其实用性和指导性大增，读来令人印象深刻，非常适合从事计生工作的临床医师参考阅读。

## 补充说明

本书配套视频已更新至网络，读者可扫描右侧二维码，关注出版社"焦点医学"官方微信，后台回复"9787523601723"，即可获取视频下载观看。

# 序

2021年《中国卫生健康统计年鉴》显示，2015—2020年我国人工流产数量平均在960万例左右。而人工流产女性中，年轻、未婚、未育占比不断攀升，25岁以下女性的比例为47.5%，未育女性的比例则高达49.7%。此外，重复流产率也高达55.9%，其中≥3次的重复人流比例为13.5%，45%重复流产的间隔在半年至1年半。低龄及反复人工流产导致患妇科疾病的发生率高达82.2%，而这些并发症都可能影响流产者日后的生育能力。

随着国家全面三孩政策的出台，人工流产受术者对提升自身生殖健康和生育能力保护的需求愈加迫切。传统人工流产手术方式因无法直接探视宫腔内情况，尤其对子宫位置异常和重复流产等受术者，易造成流产不全、宫腔积血、宫腔粘连等近期并发症，这些近期并发症均有可能使育龄女性的生殖系统受到损伤，甚至导致继发不孕和不良妊娠结局。因此一种微创、实时、同步、手术全程直视与定点吸引的人工流产手术成为妇产科临床的迫切需求和发展趋势，"第三代"人工流产新技术——"宫腔直视人工流产手术"也因此应运而生。

宫腔直视人工流产手术技术通过在传统吸引管前置超微型、高分辨率的摄像头，将图像传输和吸引通道集成在一根吸引管上。手术全程在医师直视观察下进行，对孕囊及蜕膜组织进行清晰定位后，可以进行定点清除，不过度损伤女性子宫内膜，从而减少了手术近期并发症的发生，也有效避免了远期并发症和继发不孕的发生。对于目前临床上50%的人工流产手术患者属于有再生育需求的女性，宫腔直视人工流产手术技术是保护其生育力最安全有效的手术方式。

2017年，中华医学会计划生育学分会牵头进行了"宫腔直视人工流产/超声引导可视人工流产随机/平行对照临床研究"。研究结果表明，与传统人工流产方式相比，宫腔直视人工流产手术受术者首次月经恢复时间更早，术后并发症的发生率明显降低；与超声引导可视人工流产相比，损伤更小，出血更少，恢复更好。

尽管"宫腔直视人工流产手术"技术被越来越多地普及应用，但临床上一直没有专门针对该技术的规范应用教材。如何让该技术在临床上更规范化地应用，提升临床医务人员的技能水平，以降低非意愿妊娠人流手术风险及术后并发症的发生率？如何让该技术更好地应用于临床，更好地发挥其在保护女性生殖健康方面的作用？

由天津医科大学总医院顾向应教授和重庆医科大学附属第二医院董晓静教授主编，国内浙江省立同德医院、上海交通大学医学院附属仁济医院、安徽省妇幼保健院、河南省人民医院、贵州省贵阳市妇幼保健院、江苏省南京市妇幼保健院、绵阳市中心医院、新疆维吾尔自治区妇幼保健院、郑州大学第二附属医院、河北省人民医院、江苏省常州市妇幼保健院等11家医院的临床专家共同撰写的《宫腔直视人工流产手术高级培训教程》，通过收集、整理"宫腔直视人工流产手术"技术在临床中开展的真实案例、专家共识等资料，以图文并茂、视频展示等方式，生动形象地阐述了该技术在临床生理、病理等多方面的应用，是一部值得广大临床医务人员推广学习的实用培训教程。

华中科技大学同济医学院　熊承良

# 前　言

　　自从"全面三孩"生育政策放开，计划生育从政策回归到临床，这在保护女性的生育功能方面具有至关重要的作用。人工流产是避孕失败的补救措施，无论手术流产还是药物流产，对女性的身心均可带来不同程度的影响，尤其对女性后续生育的影响更不容忽视。

　　"宫腔直视人工流产手术"作为最新一代的人工流产手术方式，以其独特的技术优势，对降低非意愿妊娠人工流产手术风险及术后并发症的发生率、提高育龄女性生殖健康水平起到重要作用。

　　随着近四年中国妇女发展基金会牵头的"女性生育力保护关爱"（QAC）公益项目的不断推广，"宫腔直视人工流产手术"技术已逐渐在全国各级医院普及开展。然而目前针对"宫腔直视人工流产手术"技术，临床上并没有一部详细介绍该技术临床应用规范的培训教程，为此，我们希望编写这样一部培训教程，帮助新开展"宫腔直视人工流产手术"技术的临床医务人员快速上手，并在一线临床工作中更规范化地应用该技术，以便为更好地保护女性生殖健康做出贡献。

　　本书从全新的人工流产手术技术出发，详细阐述了"宫腔直视人工流产手术"技术在临床上的应用，是国内外第一部"宫腔直视人工流产手术"专业培训教程，可供计划生育临床医务人员参考学习。

　　在此，特别感谢与我共同编写本书的各位编者，感谢你们能在繁重的临床工作之余，积极投入到本书的撰写中，感谢你们的大力支持与付出，愿我们不忘医者初心，砥砺前行！

　　由于篇幅所限，书中临床病例收集有限，可能存在疏漏或不足之处，还望读者指正和谅解！

天津医科大学总医院　顾向应

# 目　录

# 第1章 宫腔直视人工流产手术系统

## 一、宫腔直视人工流产手术系统介绍

宫腔直视人工流产手术系统是一款集宫腔检查与负压吸引手术为一体的医疗设备，可让终止妊娠的传统负压吸宫手术在直视下完成，减少手术并发症，增加手术安全性。目前该手术系统已在临床上得到广泛应用。

宫腔直视人工流产手术系统由一次性可视吸引管、图像处理器和影像工作站三部分组成。

**1. 一次性可视吸引管**

在用于负压吸宫的金属负压吸引管前端，内置有超微型高分辨率广角摄像头。手术操作中，临床医务人员可通过摄像头近距离直视观察宫腔内组织，对孕囊、蜕膜组织等进行清晰分辨，精准定位后，利用吸引管前端侧面的吸引孔定点吸引孕囊及组织物，创面小、出血少，有效地减少了子宫穿孔、不全流产、漏吸等并发症。

一次性可视吸引管（图 1-1）摄像头镜头采用疏血性纳米材料，不沾血污，手术过程中视野清晰，不会被血液遮挡。

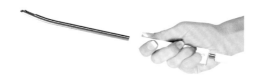

▲ 图 1-1　一次性可视吸引管

**2. 图像处理器和影像工作站**

宫腔直视人工流产手术系统配置有先进的图像处理器（图 1-2）及影像工作站（图 1-3），采用全球领先的 MEMS（micro electromechanical system）医疗技术，吸收并发展了 OMOM 胶囊内镜的光学与图像处理技术，简单易操作。

图像处理器负责实施图像的处理，包括轮廓增强、智能防抖、电子染色、实时放大等技术。

影像工作站负责实时图像显示、手术系统的工作模式及参数调节等。

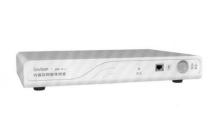
▲ 图 1-2　图像处理器

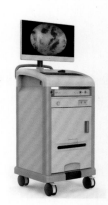
▲ 图 1-3　影像工作站

## 二、宫腔直视人工流产手术系统操作流程

**1. 设备消毒方式**

(1) 可视负压吸引管采用一次性可视吸引管，拆开包装一次性使用，无须消毒。

(2) 连接管：可视吸引管与图像处理器的连接管为一次性的，无须消毒；可视吸引管与负压装置的连接管，可使用一次性塑料管，也可使用高压消毒过的橡皮管，但需做到一人一管。

(3) 图像处理器和影像工作站按手术室要求常规物表日常消毒即可。

**2. 操作流程**

(1) 检查各电源是否正确连接，并启动影像工作站。

(2) 双击系统软件图标（图 1-4A），登录进入系统界面（默认账号：admin，默认密码：100000；图 1-4B）。

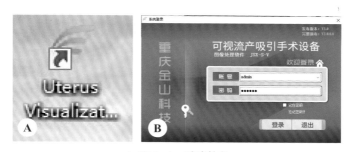

▲ 图 1-4　系统软件

A. 系统软件图标；B. 登录界面

（3）录入病人信息（图 1-5），必填项内容包括检查号、姓名、年龄等信息，其余根据需求进行选填。

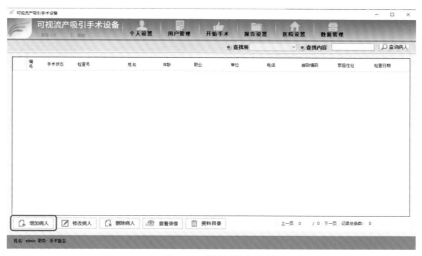

▲ 图 1-5　录入病人信息

（4）双击选中手术病人信息栏（图 1-6），启动图像处理器（图 1-7），连接一次性可视吸引管并启动摄像头（图 1-8），准备手术。

（5）开始手术：鼠标左键单击病人信息栏，使信息栏处于选中状态，再单击"开始手术"即可手术操作（图 1-9）。

（6）病人信息修改 / 删除：单击病人信息栏，使信息栏处于选中状态，点击软件页面底端"修改病人"或"删除病人"按钮进行相关信息修改（图 1-10）。

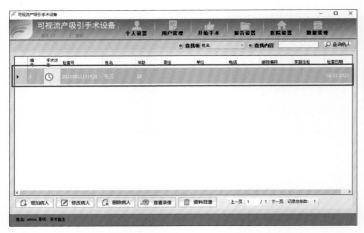

▲ 图 1-6 选中手术病人信息栏

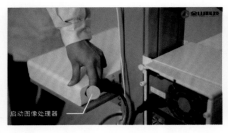

▲ 图 1-7 启动图像处理器

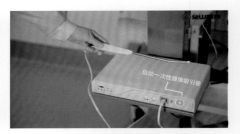

▲ 图 1-8 启动可视吸引管摄像头

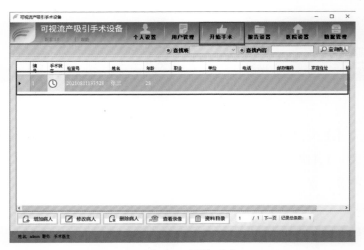

▲ 图 1-9 开始手术

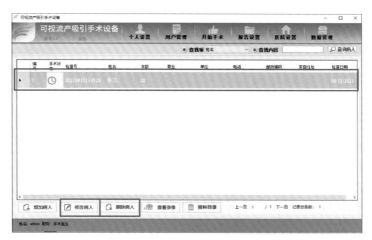

▲ 图 1-10　修改或删除病人信息

（7）手术过程中拍照与录像：①方式 1，按吸引管手柄"拍照""录像"按钮（图 1-11A）；②方式 2，开始手术后直接在手术界面中用鼠标点击"拍照"或"录像"（图 1-11B）。

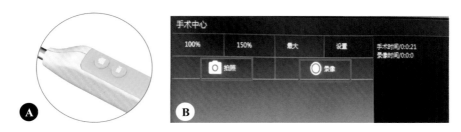

▲ 图 1-11　手术过程拍照与录像

（8）术后打印报告：鼠标左键单击病人信息栏，使信息栏处于选中状态，单击"报告设置"进入打印报告界面。报告中关于病人的基本信息及手术信息、手术图片（最多可选取 6 张）等都可以勾选，选中的信息才会被打印出来；手术过程中如果没有拍照，将无法打印报告（手术报告示意见图 1-12）。

**基本信息：**

检查号：

门诊号：                                          姓名：

职业：                                            年龄：

电话：                                            邮政编码：

单位：

家庭地址：

**手术信息：**

手术日期：2020/07/17          手术医生：                    子宫位置：

宫腔深度（术前/后）：/  cm    宫颈大小（术前/后）：/  cm    吸管号：

负压：                        吸出物：                      绒毛：

胚囊：                        吸出胚囊大小：mm              出血量：ml

假天：                        术中用药：                    药物：

术中特殊情况：

**是否节育环：**

其他：

**手术图片：**

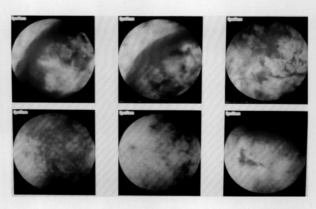

                                                    复核医生：

**术后注意事项：**

1. 术后休息 15 天，避免体力劳动。          5. 一周后阴道出血未止，应复诊，勿擅进补。

2. 保持阴道清洁，勤换经垫。              6. 术后一个月未来月经应复诊。

3. 一个月内禁性生活及盆浴、游泳。         7. 无生育要求，术后应即采取相应的避孕措施。

4. 如果阴道出血量多，发热腹痛随时就诊。

▲ 图 1-12　手术报告示意

（9）病例查找：①点击"查找项"的下拉三角；②选择以下查找形式：姓名、门诊号、手术医生、时间等；③在"查找内容"中输入相关信息并点击"查询病人"；④点击"病人信息栏"，点击"资料目录"（图 1–13）。

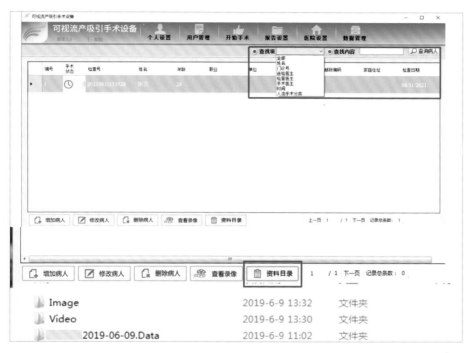

▲ 图 1–13　病例查找

# 第2章　应用宫腔直视人工流产手术系统观察宫腔内部结构实操培训

## 一、子宫模型解剖结构

### 1. 子宫模型外观

子宫模型由亚克力外框、透明皮肤前罩、硅胶阴道口、孕 6 周胚胎、阴道及子宫组成，如图 2-1 所示。

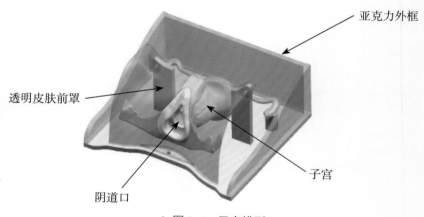

亚克力外框

透明皮肤前罩

子宫

阴道口

▲ 图 2-1　子宫模型

### 2. 子宫模型材质

(1) 透明皮肤前罩：透明树脂。

(2) 硅胶阴道口：5A 肤色硅胶。

(3) 阴道及子宫：5A 肉红色硅胶。

(4) 孕 6 周胚胎：5A 肉红色硅胶 + 透明硅胶。

### 3. 子宫模型解剖结构（图 2-2）

(1) 阴道：位于真骨盆下部中央，为一上宽下窄的管道，静息状态阴道深 8～10cm，前壁 7～9cm，后壁长 10～12cm，妊娠期阴道肌层肥厚。

（2）子宫颈：位于子宫下部，呈纺锤形，长 2.5～3cm，上端与子宫体相连，下端深入阴道。

（3）子宫腔：为上宽下窄的三角形，两侧子宫角与输卵管相通，尖端朝下连接子宫颈管。妊娠期子宫内膜在雌孕激素作用下发生蜕膜化，根据与胚胎的关系形成底蜕膜、包蜕膜、壁蜕膜。

（4）子宫角：子宫两侧呈对称部位，其内可见输卵管开口。

（5）孕囊：孕囊是胚胎卵裂后进入宫腔见到的圆形或椭圆形妊娠物，外覆羊膜、血管及滋养层细胞，是妊娠最初的形态。正常孕囊位置附着于子宫的宫底、前壁、后壁、上部、中部等位置。

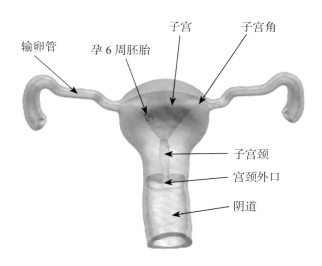

▲ 图 2-2　子宫模型解剖结构

## 二、宫腔直视人工流产手术系统观察演示流程

**1. 术前准备**

进入宫腔直视人工流产手术系统软件，确认受术者信息正确。完成外阴及阴道消毒、铺巾准备后，连接一次性可视吸引管，检查图像是否正常。

**2. 观察宫腔**

宫腔直视系统下子宫模型和子宫真实图像详见图 2-3 至图 2-6。宫腔直视人工流产手术系统下可见阴道黏膜变软，水肿充血呈紫蓝色，黏膜皱襞增多。一次性可视吸引管由宫颈外口缓慢进入，可见宫颈水肿、血管增多、变软，妊娠后宫颈黏液增多，偶可见黏液栓堵塞宫颈。进入宫腔，可见绒毛与子宫接触处的底蜕膜呈絮状增厚，也可呈粉白色。子宫四壁的壁蜕膜（图 2-6）均匀光滑，可见散在螺旋小动脉。

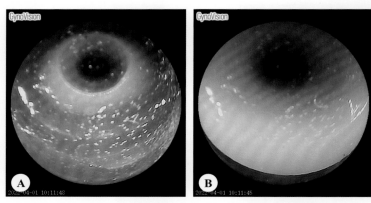

▲ 图 2-3　宫腔直视系统下子宫模型宫颈图像
A. 宫颈外口；B. 宫颈管

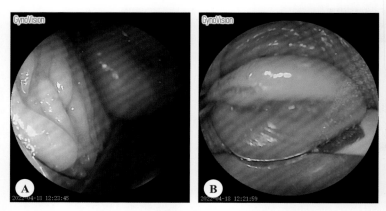

▲ 图 2-4　宫腔直视系统下子宫真实图像
A. 阴道黏膜；B. 宫颈外口

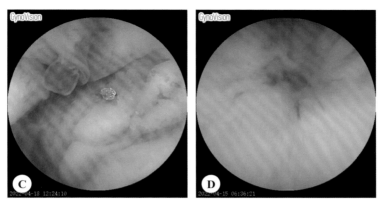

▲ 图 2-4（续） 宫腔直视系统下子宫真实图像

C. 宫颈外口近观，可见组织水肿；D. 宫颈内口

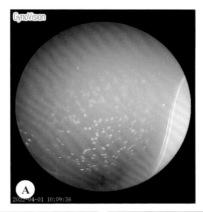

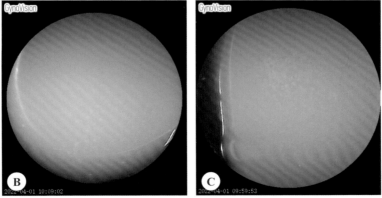

▲ 图 2-5 宫腔直视系统下子宫模型宫腔图像

A. 宫底；B 和 C. 宫腔内壁

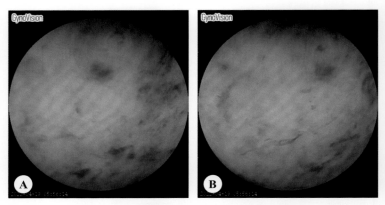

▲ 图 2-6　宫腔直视系统下壁蜕膜真实图像

### 3. 查找孕囊

宫腔直视人工流产手术系统下可见圆形或椭圆形孕囊（图 2-7 和图 2-8），位于子宫底部、前壁、后壁、中部等位置。胚胎外层被白色颗粒状、脑回状、分支状丛密绒毛均匀包裹，也可见平滑绒毛膜与丛密绒毛膜（图 2-8A）不均匀分布于孕囊表面，形成紫色、蓝色图像。孕囊表面可见絮状、云雾状平滑绒毛覆盖（图 2-8B）。一次性可视吸引管镜下可见半透明羊膜结构，羊膜腔内充满羊水，透过羊膜可见妊娠各期胚胎组织及附属物（图 2-8C 至 E），即可确定孕囊位置。找到孕囊，孕囊内可见不同孕周大小的胚胎形态。

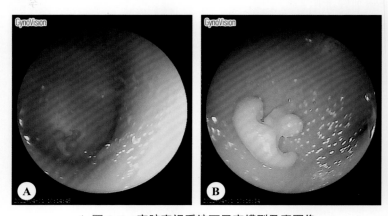

▲ 图 2-7　宫腔直视系统下子宫模型孕囊图像

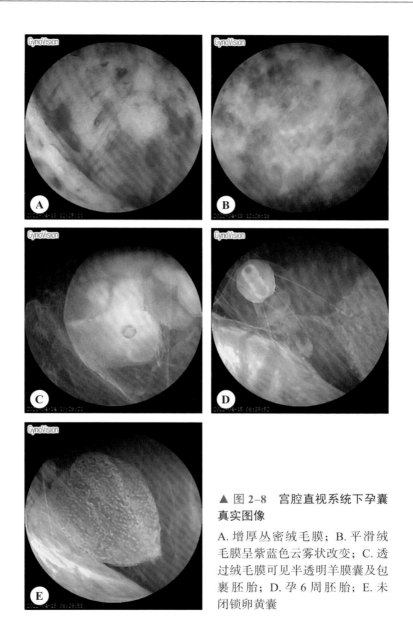

▲ 图 2-8　宫腔直视系统下孕囊真实图像

A. 增厚丛密绒毛膜；B. 平滑绒毛膜呈紫蓝色云雾状改变；C. 透过绒毛膜可见半透明羊膜囊及包裹胚胎；D. 孕 6 周胚胎；E. 未闭锁卵黄囊

### 4. 定点吸引

宫腔直视人工流产手术系统下对孕囊进行负压定点吸引，系统显示器可见组织流动画面，术后子宫内壁呈粉红色，可见细纤维状漂浮物，子宫壁充血，可见散在充血点，感宫腔壁粗糙，提示组织被吸净（图 2-9）。

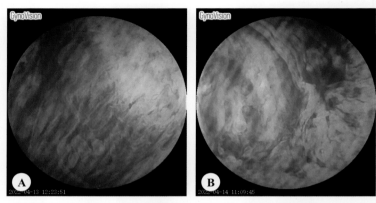

▲ 图 2-9　宫腔直视系统下吸引术后宫腔真实图像

**5. 再次观察宫腔**

注意观察宫底及两侧宫角，是否有妊娠组织残留，若未见绒毛及增厚蜕膜则提示宫腔被吸净。在子宫角部正中位置，深红色血管呈放射状汇聚，偶可见宫角处漏斗状输卵管开口（图 2-10 和图 2-11）。

**6. 术毕**

缓慢退出一次性可视吸引管。

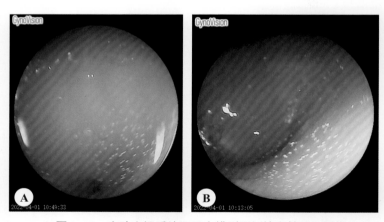

▲ 图 2-10　宫腔直视系统下子宫模型两侧输卵管开口图像

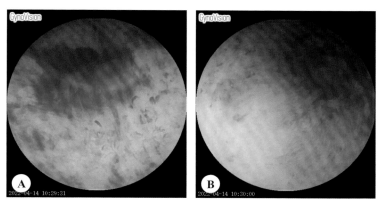

▲ 图 2-11　宫腔直视系统下两侧输卵管开口真实图像

视频 2-1　孕 4 周宫腔直视人工流产手术

# 参 考 文 献

[1]　谢幸 , 孔北华 , 段涛 . 妇产科学 [M]. 9 版 . 北京：人民卫生出版社 , 2018.

# 第3章  应用宫腔直视人工流产手术系统所见女性生殖系统解剖

## 一、外生殖器

女性外生殖器（图3-1）又称外阴，指女性生殖器官的外露部分，位于两股内侧间，前为耻骨联合，后为会阴，包括阴阜、大阴唇、小阴唇、阴蒂、阴道前庭（前庭球、前庭大腺、尿道口、阴道口和处女膜）。

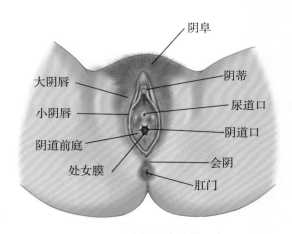

▲ 图3-1  女性外生殖器示意

### 1. 阴阜

为耻骨联合前面隆起的外阴部分，呈丘状，由皮肤及很厚的脂肪层所构成，阴阜下邻两侧大阴唇。青春期发育时，其上的皮肤开始生长呈倒三角形分布的阴毛。阴毛的疏密与色泽存在种族和个体差异。阴毛为第二性征之一。

### 2. 大阴唇

自阴阜向下向后延伸至会阴的一对纵行隆起的皮肤皱襞，长7～8cm，宽2～3cm。大阴唇外侧面为皮肤，皮层内有皮脂腺和汗腺，多数女性的大阴唇皮肤有色素沉着；大阴唇内侧面湿润似黏膜。大阴唇具有保护阴道口和尿道外口的作用。皮下为疏松结缔组织和脂肪组织，含丰富血管、淋巴管和神经，外伤后易形成血肿。绝经后大阴唇逐渐萎缩。

**3. 小阴唇**

位于两侧大阴唇内侧的一对薄皮肤皱襞。表面湿润、色褐、无毛，富含神经末梢。小阴唇内含有勃起功能的组织、血管、少数平滑肌纤维和较多皮脂腺，偶有少数汗腺，外覆复层鳞状上皮。小阴唇外侧壁向上，在阴蒂头上方左右连合，围绕阴蒂，构成阴蒂包皮，阴蒂包皮与阴蒂头之间以环形小沟为界。内侧壁较短小，两侧均向上附着于阴蒂头的下方，称为阴蒂系带。

**4. 阴蒂**

位于两侧小阴唇之间的顶端，与男性阴茎同源，由海绵体构成，在性兴奋时勃起。阴蒂按结构分为3部分，即阴蒂头、阴蒂体和阴蒂脚，富含神经末梢，对性刺激敏感。

**5. 阴道前庭**

位于阴蒂、阴唇系带及两侧小阴唇之间的菱形裂隙区域。阴道口与阴唇系带之间的一个小浅窝，称为舟状窝（又称前庭窝），对阴茎进入时起缓冲作用。在此区域内包括的结构有前庭球、前庭大腺、尿道口、阴道口和处女膜。

## 二、内生殖器

女性内生殖器（图3-2）位于真骨盆内，包括阴道、子宫、输卵管和卵巢，后两者合称为子宫附件。

**1. 阴道**

阴道是连接子宫与外阴的通道，是性交器官，为月经血排出及胎儿娩出的通道，同时也是妇产科手术操作的路径。

(1) 位置和形态：位于真骨盆下部中央，成年女性阴道前壁较短，长

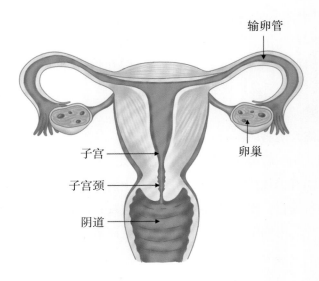

输卵管

卵巢

子宫

子宫颈

阴道

▲ 图 3-2　女性内生殖器示意

7～9cm，与膀胱和尿道相邻；后壁较长，10～12cm，与直肠贴近。阴道的上端与子宫颈阴道部相连，下端为阴道口。子宫颈与阴道间的圆周状隐窝，称为阴道穹隆。按其位置分为前、后、左、右 4 部分，其中后穹隆最深，与盆腔最低的直肠子宫陷凹紧密相邻，临床上可经此穿刺、引流或作为手术入路。

(2) 组织结构：阴道壁外层为纤维组织膜，中层为肌层，内层为黏膜层。黏膜层由非角化复层鳞状上皮覆盖，无腺体，淡红色，有许多横行皱襞，伸展性较大。阴道上端 1/3 处黏膜受性激素影响有周期性变化。肌层由外纵和内环两层平滑肌构成，纤维组织膜与肌层紧密粘贴。阴道壁富有静脉丛，损伤后易出血或形成血肿。

(3) 宫腔直视人工流产手术系统下相关图像：宫腔直视人工流产手术系统下可见阴道壁黏膜淡红色，无腺体（图 3-3 ）。

**2. 子宫**

子宫是孕育胚胎、胎儿和产生月经的器官。

(1) 形态：子宫是有腔壁厚的肌性器官，呈倒置的梨形，前后略扁，重50～70g，长 7～8cm，宽 4～5cm，厚 2～3cm，容量约 5ml。子宫分为子

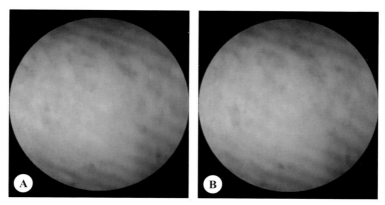

▲ 图 3-3　宫腔直视系统下阴道壁图像

宫体和子宫颈两部分。子宫体较宽，位于子宫上部，顶部称为子宫底，子宫底两侧为子宫角。子宫下部较窄，呈圆柱状，称为子宫颈。子宫体与子宫颈的比例因年龄和卵巢功能而异，青春期前为 1：2，生育期女性为 2：1，绝经后为 1：1。

子宫腔为上宽下窄的三角形，两侧通输卵管，尖端朝下接子宫颈管。子宫体与子宫颈之间形成最狭窄的部分称为子宫峡部，在非孕期长约 1cm，其下端与子宫颈内腔相连，因在此处子宫内膜转变为子宫颈黏膜，称为组织学内口；其上端因解剖上狭窄，称为解剖学内口。妊娠期子宫峡部逐渐伸展变长，妊娠末期可达 7～10cm，形成子宫下段，成为软产道的一部分，也是剖宫产术常用切口部位。子宫颈内腔呈梭形，称为子宫颈管，成年女性长 2.5～3.0cm，上端与子宫体相连，下端深入阴道。阴道顶端的穹隆又将子宫颈分为两部分：子宫颈突入阴道的部分称子宫颈阴道部，在阴道穹隆以上的部分称子宫颈阴道上部。子宫颈内外口之间即子宫颈管。未生育女性的子宫颈外口呈圆形，经阴道分娩生育过的女性的子宫颈外口呈横裂形。

(2) 组织结构：子宫体和子宫颈的组织结构不同。

①子宫体：宫体壁由 3 层组织构成，由内向外分为子宫内膜层、肌层和浆膜层。育龄女性的子宫内膜，受卵巢内分泌周期性变化的影响，也呈现周期性变化。其中最明显的变化是子宫内膜周期性地剥脱出血，这种周

期性变化称作月经周期。

②子宫颈：主要由结缔组织构成，含少量平滑肌纤维、血管及弹力纤维。子宫颈管黏膜为单层高柱状上皮，黏膜内腺体分泌碱性黏液，形成黏液栓堵塞子宫颈管。黏液栓成分及性状受性激素影响，发生周期性变化。子宫颈阴道部由复层鳞状上皮覆盖，表面光滑。子宫颈外口柱状上皮与鳞状上皮交接处是子宫颈癌的好发部位。

(3) 位置：子宫位于盆腔中央，前为膀胱，后为直肠，两侧有输卵管和卵巢，下端连接阴道。子宫底位于骨盆入口平面以下，子宫颈外口位于坐骨棘水平稍上方。当膀胱空虚时，成人子宫的正常位置呈轻度前倾前屈位。子宫的正常位置依靠子宫韧带及骨盆底肌和筋膜的支托，任何原因引起的盆底组织结构破坏或功能障碍均可导致子宫脱垂。

(4) 子宫韧带：一共有 4 对，包括阔韧带、圆韧带、主韧带和宫骶韧带，具有防止子宫脱垂、保持子宫在盆腔内位置的作用。其中，阔韧带位于子宫两侧，呈翼状，能够限制子宫向两侧倾斜，起到稳固的作用；圆韧带呈圆索状，能够维持子宫前倾的位置；主韧带横行在子宫颈两侧和骨盆侧壁之间，又称为子宫颈横韧带，能够固定子宫颈的位置，防止子宫脱垂；宫骶韧带向后、向上牵拉子宫颈，维持子宫颈前倾的位置和状态。

(5) 宫腔直视人工流产手术系统下相关图像

①子宫颈：宫腔直视人工流产手术系统下可见正常子宫颈管黏膜呈粉红色、泛白、纵横褶皱较多，似丘壑状；子宫颈内口多呈圆形或椭圆形，似肚脐样，边缘整齐、平滑，黏膜较子宫腔黏膜略显苍白；子宫颈内口与宫腔衔接处的白色云雾状黏膜与红色蜕膜组织相间（图 3-4）。

②术后宫腔：子宫内壁呈棕黄色或粉红色、平滑，有少许血管及点状腺体开口，少数可见条状的网膜漂浮（图 3-5）。

**3. 输卵管**

输卵管为一对细长而弯曲的肌性管道，为卵子与精子结合场所及运送受精卵的通道。输卵管是女性重要的内生殖器官之一，位于子宫阔韧带上缘内，与卵巢合称为子宫附件。输卵管从子宫一侧开始，由内向外分为间

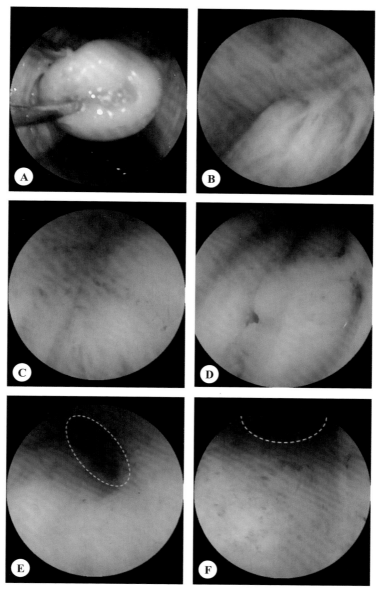

▲ 图 3-4 宫腔直视系统下子宫颈图像

A. 子宫颈外口；B 至 D. 子宫颈管；E 和 F. 子宫颈内口

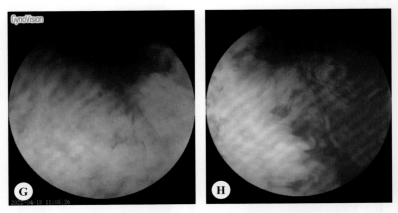

▲ 图 3-4（续） 宫腔直视系统下子宫颈图像

G 和 H. 子宫颈内口与宫腔衔接处

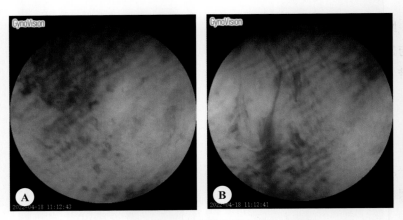

▲ 图 3-5 宫腔直视系统下术后子宫腔图像

质部、峡部、壶腹部和伞部。输卵管的间质部内侧与子宫角相连通，输卵管最外端的伞端游离于腹腔，有"拾卵"的作用。卵巢排出的卵子由输卵管伞端"拾取"后，通过输卵管腔输送到壶腹部，等待精子进行受精。

宫腔直视人工流产手术后可见输卵管开口多呈圆形或椭圆形，似肚脐样，边缘整齐；颜色较深，呈鲜红色或深红色（图 3-6）。

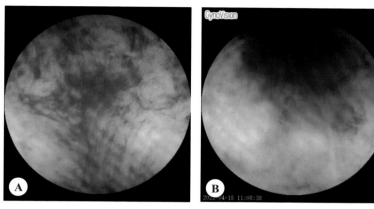

▲ 图 3-6 宫腔直视系统下输卵管开口图像

**4. 卵巢**

卵巢左右各一，位于盆腔内子宫两侧，为一对扁椭圆形的性腺，是产生与排出卵子并分泌甾体激素的性器官。由外侧的骨盆漏斗韧带（卵巢悬韧带）和内侧的卵巢固有韧带悬于盆壁与子宫之间，借卵巢系膜与阔韧带相连。卵巢前缘中部有卵巢门，神经血管通过骨盆漏斗韧带经卵巢系膜在此出入卵巢；卵巢后缘游离。卵巢的大小、形状随年龄而异。青春期前卵巢表面光滑；性成熟后，由于卵泡的膨大和排卵后结瘢，致使其表面凹凸不平。育龄期女性卵巢大小约 4cm×3cm×1cm，重 5～6g，灰白色；绝经后卵巢逐渐萎缩，变小变硬，妇科检查时不易触到。

▶ 视频 3-1 宫腔直视人工流产手术

## 参 考 文 献

[1] 谢幸，孔北华，段涛. 妇产科学 [M]. 9 版. 北京：人民卫生出版社，2018.
[2] 顾向应，刘欣燕. 宫腔观察吸引手术图谱 [M]. 武汉：湖北科学技术出版社，2020.

[3] 中华医学会妇产科学分会妇科内镜学组 . 指南发布：促进宫腔镜手术子宫颈预处理的规范化 [J]. 中华医学信息导报 , 2021, 36(1):14.

[4] Bifulco G, Piccoli R, Lavitola G, et al.Endocervicoscopy:a new technique for the diagnostic work-up of cervical intraepithelial neoplasia allowing a tailored excisional therapy in young fertile women[J].Fertil Steril, 2010, 94(7): 2726–2731.

# 第 4 章　应用宫腔直视人工流产手术系统所见女性生殖系统生理改变

## 一、女性各年龄段生理特点

女性从胎儿形成到衰老是一个渐进的生理过程，也是下丘脑－垂体－卵巢轴功能发育、成熟和衰退的过程。根据生理特点，女性一生可按照年龄划分为 7 个阶段。

**1. 胎儿期**

受精卵形成后，6 周开始进行原始性腺分化。若胚胎细胞不含 Y 染色体，或者 Y 染色体短臂上缺少决定男性性别的睾丸决定因子基因时，性腺分化缓慢，至胚胎 8～10 周性腺组织才出现卵巢的结构。卵巢形成后，因无雄激素和副中肾管抑制因子，所以中肾管退化，两条副中肾管发育成为女性生殖道。

**2. 新生儿期**

出生后 4 周内称新生儿期。女性胎儿在母体内受胎盘及母体性腺所产生的女性激素影响，出生时新生儿外阴较丰满，乳房略隆起或少许泌乳，出生后脱离母体环境，血中女性激素水平迅速下降，可出现少量阴道流血。这些生理变化短期内均自然消退。

**3. 儿童期**

从出生后 4 周到 12 岁左右称儿童期。儿童期早期（8 岁之前）下丘脑促性腺激素释放激素的分泌处于抑制状态，垂体合成和分泌促性腺激素低下，卵巢不分泌雌激素；生殖器由于无雌激素作用呈幼稚型，阴道狭长，约占子宫全长的 2/3，子宫肌层很薄；输卵管弯曲且细长；卵巢狭长，卵泡虽能大量自主生长，但仅发育到窦前期即萎缩、退化，至青春期生殖细胞下降至约 30 万个。在儿童期后期（8 岁以后），下丘脑促性腺激素释放激素抑制状态解除，卵巢内的卵泡受垂体促性腺激素的影响有一定发育并分泌性激素，但仍达不到成熟阶段。卵巢形态逐步变为扁卵圆形。在雌激素作用下女童逐步出现第二性征发育和女性体态。

**4. 青春期**

青春期是儿童到成人的转变期，是自第二性征开始发育至生殖器官逐渐发育成熟的阶段。世界卫生组织（WHO）将青春期年龄定为 10—19 岁。这一时期的生理特点如下。

(1) 第二性征发育和女性体态：乳房发育是青春期的第一征象（平均9.8 岁），以后阴毛、腋毛生长（平均 10.5 岁）；至 13—14 岁，女孩第二性征发育基本达成年型。骨盆横径大于前后径；脂肪堆积于胸部、髋部、肩部，形成女性特有体态。

(2) 生殖器官发育（第一性征）：由于促性腺激素作用，卵巢逐渐发育增大，卵泡开始发育和分泌雌激素，促使内、外生殖器开始发育。外生殖器从幼稚型变为成人型，大小阴唇变肥厚，色素沉着，阴阜隆起，阴毛长度和宽度逐渐增加，阴道黏膜变厚并出现皱襞，子宫增大，输卵管变粗。

(3) 生长加速：在乳房发育开始 2 年以后（11—12 岁），女孩身高增长迅速，每年增高 5～7cm，最快可达 11cm，这一现象称生长突增；与卵巢在促性腺激素作用下分泌雌激素，以及与生长激素、胰岛素样生长因子的协同作用有关。直至月经来潮后，生长速度减缓，与此时卵巢分泌的雌激素增多，具有促进骨骺愈合的作用有关。

(4) 月经初潮：女孩第一次月经来潮称月经初潮，为青春期的一个里程碑。月经初潮时卵巢产生的雌激素已足以使子宫内膜增殖，在雌激素达到一定水平而有明显波动时，引起子宫内膜脱落，即出现月经。月经初潮为卵巢具有产生足够雌激素能力的表现，但由于此时中枢对雌激素的正反馈机制尚未成熟，卵泡即使发育成熟也不能正常排卵。因此，初潮后一段时期内因排卵机制尚不成熟，月经一般不规律，甚至可反复发生无排卵性异常子宫出血。

**5. 性成熟期**

又称生育期，是卵巢生殖功能与内分泌功能最旺盛的时期。一般自 18

岁左右开始，历时约 30 年；每个生殖周期内，生殖器官各部及乳房在卵巢分泌的性激素周期作用下发生周期性变化。

**6. 围绝经期**

1994 年，世界卫生组织（WHO）将围绝经期定义为从卵巢功能开始衰退直至绝经后 1 年内的时期。

卵巢功能开始衰退一般始于 40 岁以后，该期以无排卵性异常子宫出血为主要症状，可伴有阵发性潮热、出汗等血管舒缩症状，还可伴有泌尿生殖道萎缩症状。围绝经期，历时可短至 1～2 年，长至 10～20 年；因长时间无排卵或稀发排卵，子宫内膜长期暴露于雌激素作用，而缺少孕激素保护，故此时期女性为子宫内膜癌的高发人群。至卵巢功能完全衰竭时，则月经永久性停止，称绝经。

**7. 绝经后期**

指绝经 1 年后的生命时期。在绝经后期的早期，虽然卵巢内卵泡耗竭，卵巢分泌雌激素的功能停止，但卵巢间质仍能分泌少量雄激素，后者在外周转化为雌酮，是循环中的主要雌激素。60 岁以后，卵巢间质的内分泌功能逐渐衰退，生殖器官进一步萎缩，骨代谢失常引起骨质疏松，易发生骨折。

## 二、子宫内膜的周期性变化

### （一）子宫内膜的解剖结构与周期性变化

子宫内膜解剖结构上分为基底层和功能层。基底层靠近子宫肌层，不受卵巢激素周期性变化的影响，月经期不脱落；功能层由基底层再生而来，受卵巢性激素的影响出现周期性变化，若未受孕功能层在每一周期最后脱落伴子宫出血，即为月经。以月经周期 28 天为例，其组织形态的周期性变化分如下 3 期。

**1. 增殖期**

月经周期第 5～14 天，相当于卵泡发育和成熟阶段。在雌激素作用下，子宫内膜的各种成分（包括表面上皮、腺体、间质及血管）均呈增殖性变化。增殖期分早、中、晚3期。

(1) 增殖早期：月经周期第5～7天。内膜较薄，仅1～2mm，腺上皮细胞呈立方形或低柱状；间质细胞呈星形，排列疏松，细胞质少；螺旋小动脉位于内膜深层。

(2) 增殖中期：月经周期第8～10天。此期特征是腺上皮细胞增生活跃，腺体数目增多并稍呈弯曲形；间质水肿明显；螺旋小动脉逐渐发育，管壁变厚。

(3) 增殖晚期：月经周期第11～14天，相当于卵泡期雌激素分泌高峰期，子宫内膜雌激素浓度也达高峰，内膜进一步增厚至3～5mm，表面高低不平，略呈波浪形。上皮细胞呈高柱状，增殖为假复层上皮，核分裂象增多；腺体更长，呈弯曲状；间质细胞呈星状，并相互结合成网状；组织水肿明显；螺旋小动脉在此期末到达子宫内膜表面的上皮层之下，并在此形成疏松的毛细血管网。

**2. 分泌期**

月经周期第15～28天，相当于黄体期，黄体分泌的孕激素、雌激素使增殖期内膜继续增厚，腺体更增长弯曲，出现分泌现象；血管迅速增加，更加弯曲，间质疏松水肿。此时内膜厚且松软，有利于受精卵着床。分泌期分早、中、晚期。

(1) 分泌早期：月经周期第15～19天。此期内膜腺体更长，屈曲更明显；腺上皮细胞核下的细胞质内开始出现含糖原的空泡，称核下空泡，为分泌期早期的组织学特征；间质水肿，螺旋小动脉继续增生。

(2) 分泌中期：月经周期第20～23天。内膜较前更厚并呈锯齿状；糖原空泡自细胞核下逐渐向腺腔移动，突破腺细胞顶端胞膜，排到腺腔，称顶浆分泌，为分泌期中期的组织学特征。此期间质高度水肿、疏松，螺旋小动脉增生、卷曲。

(3) 分泌晚期：月经周期第24～28天。此期为月经来潮前期，相当于黄体退化阶段。子宫内膜增厚达10mm，呈海绵状。内膜腺体开口面向宫腔，有糖原等分泌物溢出，间质更疏松、水肿，表面上皮细胞下的间质细胞分化为肥大的蜕膜样细胞。此期螺旋小动脉迅速增长超出内膜厚度，也更弯曲，血管管腔扩张。

**3. 月经期**

月经周期第 1～4 天，子宫内膜功能层从基底层崩解脱落，这是孕酮和雌激素撤退的结果。月经来潮前 24h，内膜螺旋动脉节律性收缩及舒张，继而出现逐渐加强的血管痉挛性收缩，导致远端血管壁及组织缺血坏死、剥脱，脱落的内膜碎片及血液一起从阴道流出，即月经来潮。

（二）宫腔直视人工流产手术系统、宫腔镜及超声下子宫内膜的周期性变化

**1. 月经期内膜形态**

(1) 超声系统下月经期内膜形态（图 4-1）：月经来潮第 1 天，子宫内膜开始剥脱，子宫内膜呈细线状强回声，边界清晰整齐，厚约 1mm，根据不同时期可呈单线、双线或三线状回声。

(2) 宫腔直视人工流产手术系统下月经期内膜形态（图 4-2）：子宫内膜表面开始出现短小的血管，黏膜开始剥脱，少量出血的血管，剥脱的功能层黏膜从基底层脱落后内膜变得很薄。

(3) 宫腔镜下月经期内膜形态

① 月经前早期，子宫内膜表面开始出现短小的血管（图 4-3）。

② 月经早期，黏膜开始剥脱，可见少量出血的血管（图 4-4）。

③ 月经期即将开始，剥脱的功能层黏膜开始从基底层脱落下来，剥脱的血管明显开始出血（图 4-5）。

④ 月经期，子宫内膜缺失，由部分剥脱的上层黏膜构成（图 4-6）。

**2. 增殖期内膜形态**

(1) 超声系统下增殖期内膜形态

① 增殖早中期：月经后第 5～11 天，宫内可见一线样宫腔波（图 4-7）。

② 增殖晚期：月经后第 12～14 天，内膜渐增厚，线状回声渐变宽为 2～4mm，反射强度稍减低，其周边常环绕低回声狭窄暗带。部分人此期内膜显示不清，宜适当调节超声增益和灰阶度方能显示（图 4-8）。

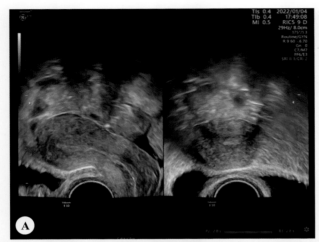

◀ 图 4-1　超声系统下月经期内膜

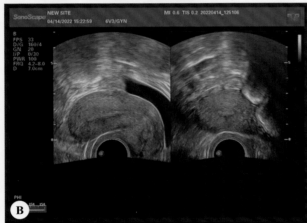

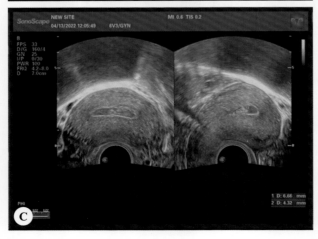

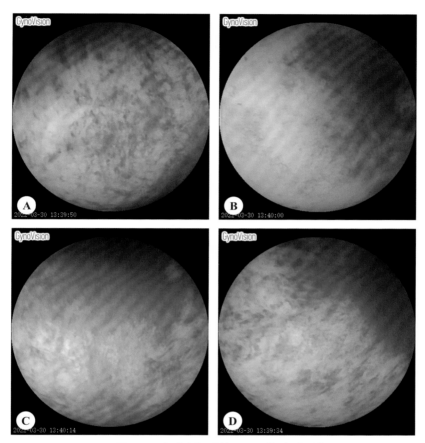

▲ 图 4-2　宫腔直视系统下月经期内膜形态

A 和 B. 内膜表面出血血管；C 和 D. 剥脱的功能层黏膜

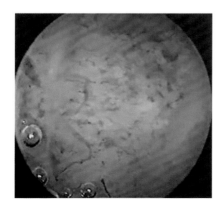

◀ 图 4-3　宫腔镜下月经前早期

引自 Shawki O, Deshmukh S, Pacheco LA. Mastering the Techniques in Hysteroscopy[M]. New Delhi: Jaypee Brothers Medical Publishers, 2017.

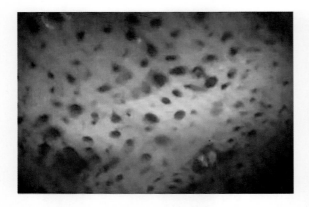

◀ 图 4-4　宫腔镜下月经早期

引自 Shawki O, Deshmukh S, Pacheco LA. Mastering the Techniques in Hysteroscopy[M]. New Delhi: Jaypee Brothers Medical Publishers, 2017.

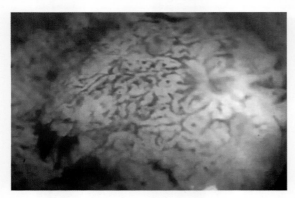

◀ 图 4-5　宫腔镜下月经期即将开始

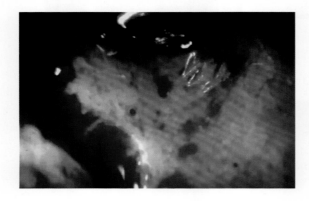

◀ 图 4-6　宫腔镜下月经期

引自 Shawki O, Deshmukh S, Pacheco LA. Mastering the Techniques in Hysteroscopy[M]. New Delhi: Jaypee Brothers Medical Publishers, 2017.

（2）宫腔直视人工流产手术系统下增殖期内膜形态

① 组织再生和黏膜生长时期子宫内膜：在雌激素影响下，腺体和血管数量、大小都在增加，并向黏膜表面生长，宫腔直视人工流产手术系统下

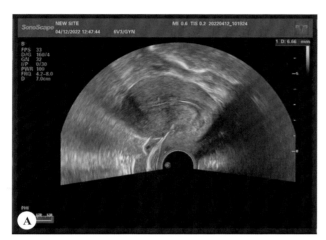

◀ 图 4-7　超声系统下增殖早中期内膜形态

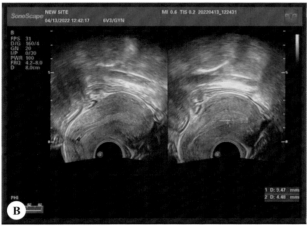

可见基底层的腺体直接生长到表面为白点，红色区域属于仍然可见的基底层（图 4-9）。

② 增殖晚期子宫内膜：可见红色盘状结构逐渐被增生的腺体和血管掩盖。子宫内膜螺旋动脉使黏膜呈现红色（图 4-10）。

(3) 宫腔镜下增殖期内膜形态

① 组织再生和黏膜生长时期子宫内膜：在雌激素的影响下，腺体和血管的数量、大小都增加，并向黏膜表面生长，直到排卵，基底层（内部和外部的红色区域）的腺体直接生长到表面为白点，红色区域属于仍然可见的基底层（图 4-11）。

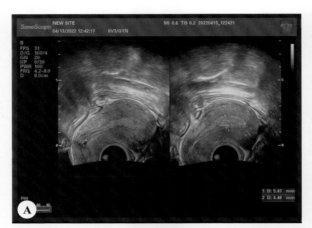

◀ 图 4-8　超声系统下增殖晚期内膜形态

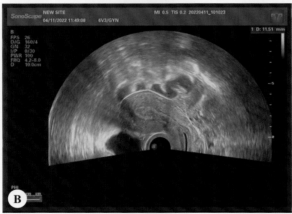

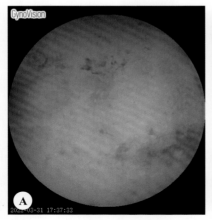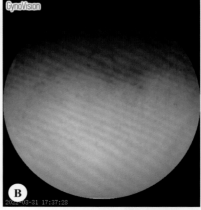

▲ 图 4-9　宫腔直视系统下组织再生和黏膜生长时期内膜形态

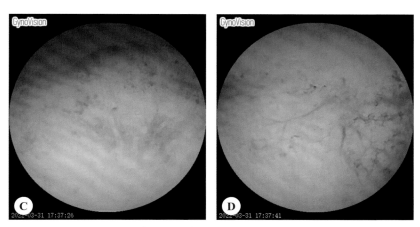

▲ 图 4-9（续）　宫腔直视系统下组织再生和黏膜生长时期内膜形态

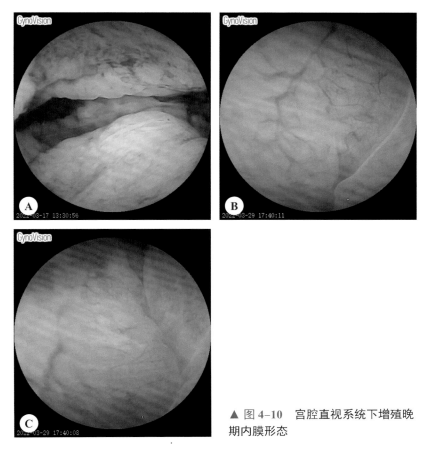

▲ 图 4-10　宫腔直视系统下增殖晚期内膜形态

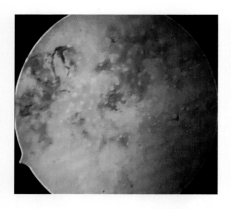

◀ 图 4-11　宫腔镜下增殖早期的再生内膜形态

引自 Shawki O, Deshmukh S, Pacheco LA. Mastering the Techniques in Hysteroscopy[M]. New Delhi: Jaypee Brothers Medical Publishers, 2017.

　　②增殖晚期子宫内膜：红色盘状结构逐渐被增生的腺体和血管掩盖，子宫内膜螺旋动脉使黏膜呈红色；子宫内膜凹陷在宫腔压力下出现小瘀点（图 4-12）。

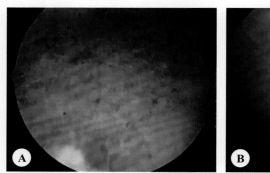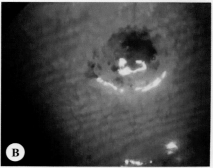

▲ 图 4-12　宫腔镜下增殖晚期内膜形态

引自 Shawki O, Deshmukh S, Pacheco LA. Mastering the Techniques in Hysteroscopy[M]. New Delhi: Jaypee Brothers Medical Publishers, 2017.

### 3. 分泌期内膜形态

　　(1) 超声系统下分泌期内膜形态：宫腔内膜继续增厚可达 5～6mm，呈梭形或腊肠形强回声团块。月经 20 天以后宫腔波反射达高峰，增厚的子宫内膜呈椭圆形，反光强，厚 5～10mm，腺腔内充满液性分泌物，形成声阻抗差别较大的多数面。超声显像为由密集光点组成的团块状回声（图 4-13）。

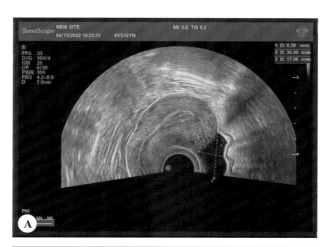

▶ 图 4-13 超声系统下
分泌期内膜形态

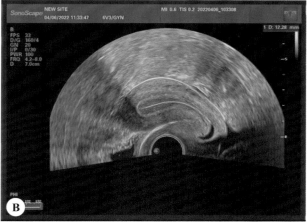

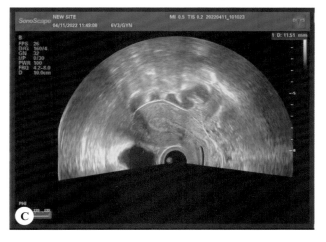

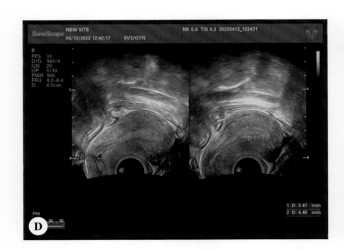

◀ 图 4-13（续） 超声系统下分泌期内膜形态

(2) 宫腔直视人工流产手术系统下分泌期内膜形态

① 分泌早期内膜形态：在孕激素的刺激下，腺体停止生长并趋于融合，白点出现不同的形状，红色黏膜变浅。大多数腺体是背靠背聚集在一起（图4-14）。

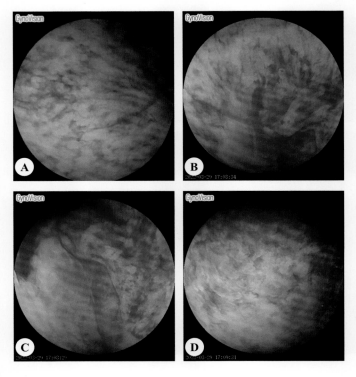

◀ 图 4-14 宫腔直视系统下分泌早期内膜形态

② 分泌期内膜形态：内膜腺体增生、弯曲，间质水肿，内膜血管网发育良好，腺管开口扩张。可见输卵管开口，并见分泌期宫内膜，内膜腺体增生、间质水肿，子宫内膜呈紫红色，腺体开口清晰可见（图 4-15）。

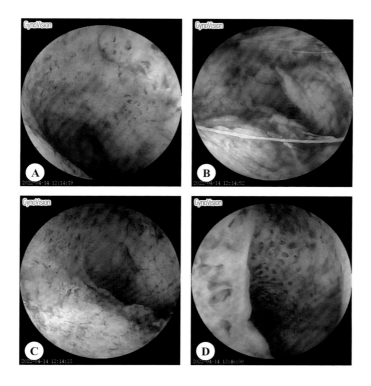

◀ 图 4-15　宫腔直视系统下分泌期内膜形态

③ 分泌晚期内膜形态：黏液腺肥厚，子宫内膜变平，颜色保持白色，未见独立的子宫内膜腺体开口（图 4-16）。

(3) 宫腔镜下分泌期内膜形态

① 分泌早期内膜形态：排卵期在孕激素刺激下，腺体停止生长并趋于融合，很容易辨认，白点出现不同的形状，红色黏膜变得有一些黄色（图 4-17）。

② 分泌期内膜形态：黏膜表面的黏液腺分泌后，整个宫腔变成白色，尽管大多数腺体是背靠背聚集在一起，但仍可以看到部分腺体，血管依然被掩盖不易发现。子宫内膜凹陷，黏液分泌物偏厚（图 4-18）。

③ 分泌晚期内膜形态：黏液腺仍然肥厚，子宫内膜变平，颜色仍然保持

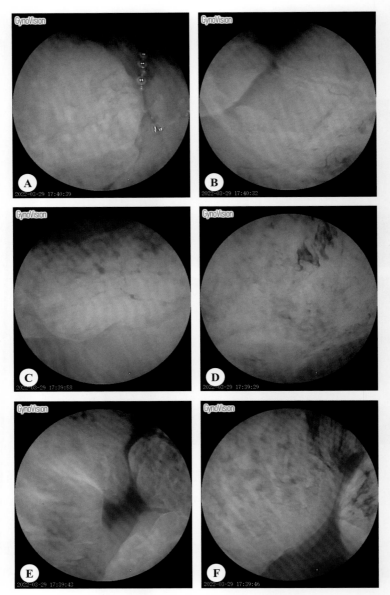

▲ 图 4-16　宫腔直视系统下分泌晚期内膜形态

白色，未见独立的子宫内膜腺体开口。宫角区子宫内膜处于分泌晚期，月经来潮前，底部可看见血管。在宫腔镜压力下分泌晚期的子宫内膜凹陷（图 4-19）。

　　分泌中晚期时，如果雌激素水平超过孕激素使其失去原有的平衡，则

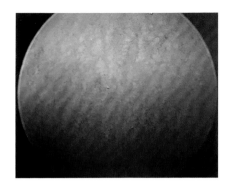

◀ 图 4-17 宫腔镜下分泌早期内膜形态

引自 Shawki O, Deshmukh S, Pacheco LA. Mastering the Techniques in Hysteroscopy [M]. New Delhi: Jaypee Brothers Medical Publishers, 2017.

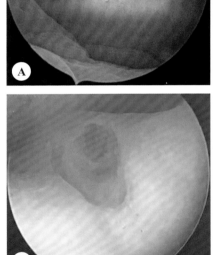

▲ 图 4-18 宫腔镜下分泌期内膜形态

引自 Shawki O, Deshmukh S, Pacheco LA. Mastering the Techniques in Hysteroscopy[M]. New Delhi: Jaypee Brothers Medical Publishers, 2017.

会出现轻度子宫内膜增生（图 4-20）。

4. 绝经期内膜形态

（1）超声系统下绝经期内膜形态：绝经期因卵巢功能退化，卵巢分泌雌孕激素减少，因而子宫内膜萎缩，变得极菲薄（图 4-21）。

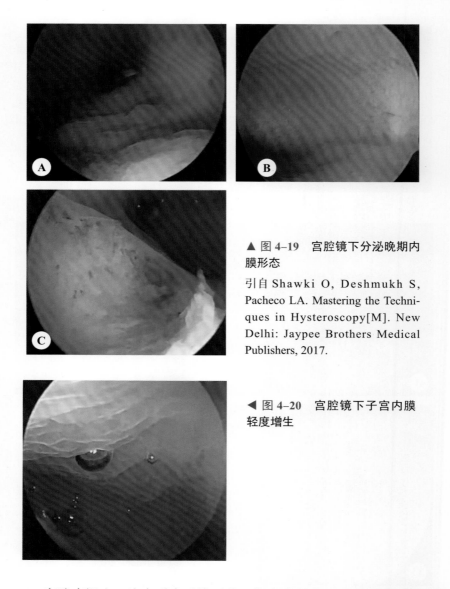

▲ 图 4-19 宫腔镜下分泌晚期内膜形态

引自 Shawki O, Deshmukh S, Pacheco LA. Mastering the Techniques in Hysteroscopy[M]. New Delhi: Jaypee Brothers Medical Publishers, 2017.

◀ 图 4-20 宫腔镜下子宫内膜轻度增生

(2) 宫腔直视人工流产手术系统下绝经期内膜形态：子宫内膜菲薄，腺体及腺管易于辨析，功能层薄，血管更趋于表面，浅表毛细血管容易破裂出血（图 4-22）。

(3) 宫腔镜下绝经期内膜形态：宫腔镜下绝经期子宫腔偏小，内膜表面平滑、菲薄，色泽通常为白色，腺体及腺管变细（图 4-23）。

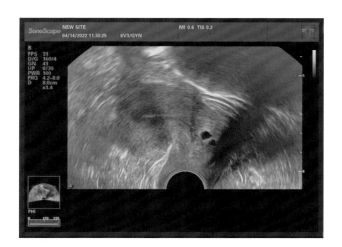

◀ 图 4-21　超声系统下绝经期内膜形态

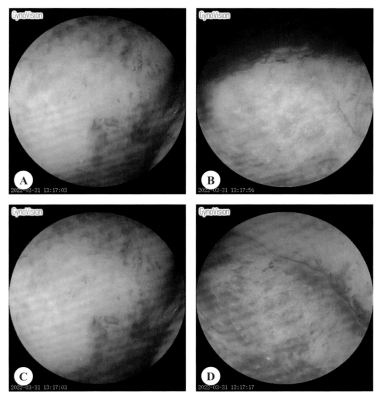

▲ 图 4-22　宫腔直视系统下绝经期内膜形态

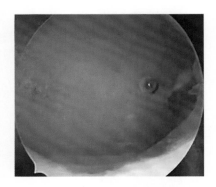

◀ 图 4-23　宫腔镜下绝经期内膜形态

## 三、宫颈黏液和输卵管口的周期性变化

**1. 宫颈黏液的周期性变化**

月经来潮后，体内雌激素水平降低，此时宫颈管分泌物的黏液量少，宫颈黏液的黏稠度高，拉丝度差，易断裂。至排卵期，宫颈分泌的黏液变得非常稀薄、透明，拉丝度明显增加（图 4-24）。

**2. 输卵管开口的周期性变化**

(1) 增殖期：增殖期宫角处内膜增厚明显，内膜呈波浪形起伏外观，输卵管开口有时被遮蔽不可见（图 4-25）。

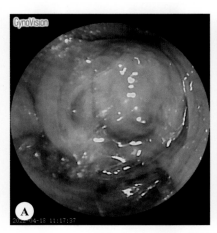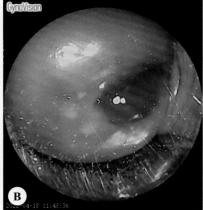

▲ 图 4-24　宫腔直视系统下月经来潮时宫颈形态

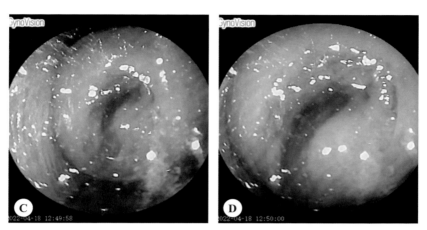

▲ 图 4-24（续）　宫腔直视系统下月经来潮时宫颈形态

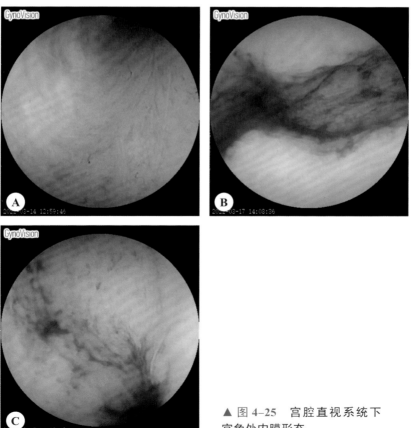

▲ 图 4-25　宫腔直视系统下
宫角处内膜形态

(2) 分泌期：分泌期可见输卵管开口，并见分泌期宫内膜，内膜腺体增生、间质水肿，子宫内膜呈紫红色，腺体开口清晰可见（图 4-26）。

(3) 月经期：月经期输卵管开口可见。此时子宫内膜变薄，内膜息肉样突起较前减轻，质脆易出血，间质水肿逐渐减退，伴有红细胞渗出（图 4-27）。

(4) 绝经期：绝经期宫腔直视人工流产手术系统下，双侧输卵管开口均清晰可见，并见输卵管开口处内膜血管影显现，同时可见子宫内膜菲薄，有时可见内膜呈散在充血点，周边可见少许黏膜皱襞（图 4-28）。

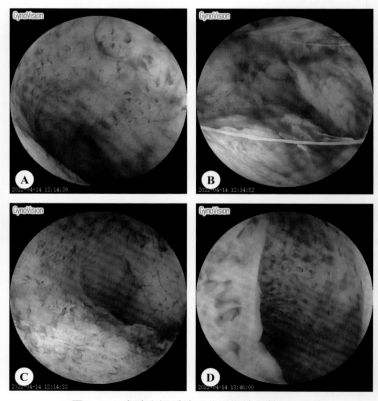

▲ 图 4-26　宫腔直视系统下分泌期输卵管开口形态

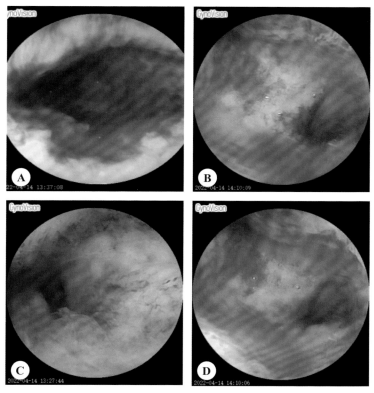

▲ 图 4-27　宫腔直视系统下月经期内膜形态

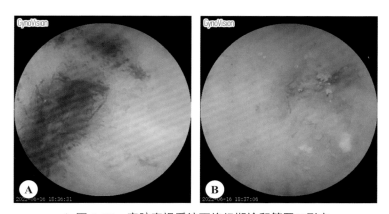

▲ 图 4-28　宫腔直视系统下绝经期输卵管开口形态

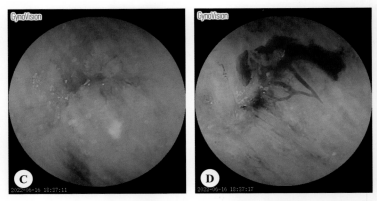

▲ 图 4-28（续） 宫腔直视系统下绝经期输卵管开口形态

# 参 考 文 献

[1] 谢幸，苟文丽．妇产科学 [M]．8 版．北京：人民卫生出版社，2014: 21.

[2] Bettocchi S, Loverro G, Pansini N, et al.The role of contact hysteroscopy[J]. The Journal of the American Association of Gynecologic Laparoscopists, 1996, 3(4):635–641.

[3] Bettocchi S, Ceci O, Vicino M, et al.Diagnostic inadequacy of dilatation and curettage[J].Fertil Steril, 2001, 75(4):803–805.

[4] Labastida R, Tur M. Tratado y atlas de histeroscopia[M].Barcelona: Ed. Salvat, 1990.

[5] Netter FH.Atlas de Anatomia Humana[M].Barcelona:Masson, 2011.

[6] Shawki O, Deshmukh S, Pacheco LA. Mastering the Techniques in Hysteroscopy[M]. New Delhi: Jaypee Brothers Medical Publishers, 2017.

[7] Carmine Nappi, Attilio Di Spiezio Sardo. 宫腔镜下的世界——从解剖到病理 [M]. 1 版 . 冯力民主译 . 北京：中国协和医科大学出版社，2018.

# 第5章　应用宫腔直视人工流产手术系统所见妊娠生理和妊娠诊断

## 一、受孕机制和影响环节

### （一）生殖细胞精子、卵子的形成及影响环节

**1. 精子的发生和成熟**

精子是男性成熟生殖细胞，形如蝌蚪，可分头部和尾部。头部的主要成分是浓缩的细胞核。核的前 2/3 有特殊帽状结构，即顶体，含有顶体酶。在受精时，精子释放顶体酶，分解卵子外周的放射冠和透明带，因而对受精有着重要作用。精子的尾部又称鞭毛，是精子的运动装置。精子在睾丸的生精小管产生，生精细胞包括精原细胞、初级精母细胞、次级精母细胞、精子细胞和精子。

生精细胞形成与发育受神经内分泌调节，即下丘脑 - 垂体 - 睾丸轴；另外还受多种理化因素影响，如射线、微波、高温、药物、毒素、性激素及维生素等。

**2. 卵泡的发生与排卵**

(1) 卵泡的发生：卵泡是由一个卵母细胞及其周围许多小型卵泡细胞组成。胚胎 11～12 周开始，卵原细胞进行第一次减数分裂，并静止于双线期，称为初级卵母细胞。胚胎 16～20 周时生殖细胞数目达到高峰，两侧卵巢共含 600 万～700 万个（卵原细胞占 1/3，初级卵母细胞占 2/3）。初级卵母细胞形成始基卵泡，这是女性的基本生殖单位，也是卵细胞储备的唯一形式。卵泡的发育一般可分为始基卵泡、窦前卵泡、窦卵泡和排卵前卵泡四个阶段。胎儿期的卵泡不断闭锁，出生时约剩 200 万个；儿童期多数卵泡退化，至青春期只剩下约 30 万个。在促性腺激素作用下，每月有

3～11 个卵泡生长发育，一般只有 1 个优势卵泡发育成熟，并排出 1 个卵子。女性一生中一般只有 400～500 个卵泡发育成熟并排卵，其余卵泡均在不同年龄先后通过细胞凋亡机制自行退化，称卵泡闭锁。

(2) 排卵：卵细胞和它周围的卵丘颗粒细胞一起被排出的过程称排卵。一般每 28～35 天排卵一次，2 个卵巢轮流排卵，多数人每次排 1 个卵子，偶尔可排 2 个卵子。目前认为，排卵是一个多因素参与的复杂过程。主要依赖于神经内分泌的调节。

（二）受精卵的形成及植入

获能的精子与次级卵母细胞相遇于输卵管壶腹部，结合形成受精卵的过程称为受精。受精发生在排卵后数小时内，一般不超过 24h。晚期囊胚种植于子宫内膜的过程称受精卵着床。人卵细胞受精到受精卵卵裂后植入过程见图 5-1。

**1. 受精卵形成**

精液射入阴道内，精子离开精液，经宫颈管、子宫腔进入输卵管腔，在此过程中精子获能。精子获能后再穿透卵子的放射冠和透明带，并使透明带失去接受其他精子穿越的功能。精子入卵后，卵子迅速完成第二次减数分裂，此时的精子和卵子的细胞核分别称为雄原核和雌原核。两个原核逐渐靠拢，核膜消失，染色体融合，形成二倍体的受精卵，完成受精过程。

**2. 受精卵着床**

受精后受精卵卵裂成桑葚胚，而后细胞继续分裂并在细胞间隙集聚来自宫腔的液体形成早期囊胚，并经输卵管运行到子宫腔，植入子宫内膜。受精卵经过定位、黏附和侵入完成着床。受精卵着床必须具备的条件有：①透明带消失；②囊胚滋养细胞分化出合体滋养细胞；③囊胚和子宫内膜同步发育且功能协调；④孕妇体内分泌足量的雌激素和孕酮。成功着床还需要由黄体分泌的雌激素、孕激素支持的子宫内膜具有容受性。子宫内膜的容受性仅在月经周期第 20～24 天才具有，也即窗口期，子宫仅在极短的窗口期允许受精卵着床。

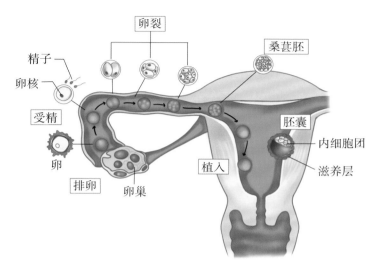

▲ 图 5-1　人卵细胞受精到受精卵卵裂后植入过程示意

## 二、胚胎及胎儿附属物早期发育

孕周是从末次月经第 1 天开始计算，通常比排卵或受精时间提前 2 周，比着床提前 3 周。以 4 周为一个孕龄单位，妊娠 10 周以内的人胚称为胚胎，是器官分化、形成的时期。自妊娠 11 周起称为胎儿，是生长、成熟的时期。

（一）胚胎期胚胎图像

**1. 第 4 周胚胎**

第 4 周，胚体逐渐形成，神经管形成，体节 3～29 对，鳃弓 1～2 对，眼鼻耳始基初现，脐带与胎盘形成（图 5-2）。

超声检查：宫腔内可见妊娠囊，妊娠囊为一圆形或椭圆形环状回声。妊娠囊为液性暗区，平均直径为 5mm（图 5-3）。

宫腔直视人工流产手术系统下可见第 4 周胚胎：一次性可视吸引管进入宫腔后可见暗紫色孕囊，突破孕囊，可见清亮羊水中漂浮囊性结构（卵黄囊）及胚体原始形态，胚体弯曲，似海马状，半透明（图 5-4）。

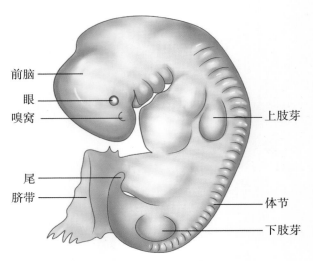

▲ 图 5-2　第 4 周人胚示意

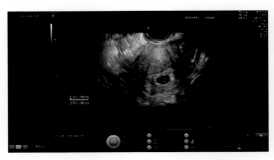

▲ 图 5-3　超声系统下第 4 周胚胎

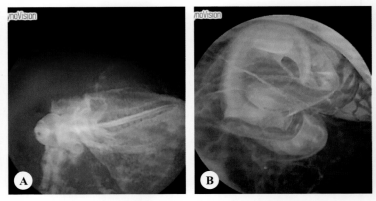

▲ 图 5-4　宫腔直视系统下第 4 周胚胎的胚体原始形态

**2. 第 5 周胚胎**

第 5 周，胚体屈向腹侧，鳃弓 5 对，肢芽出现，手板明显，体节 30～40 对。头部迅速生长，突出成为 5 个脑泡。尾部发达，腹部心、肝比例大，隆突显著。肺气管芽已分为气管及左、右肺原基，食管、胃、肝突、胰突明显；肠襻形成；心房及心室开始形成分隔的隔膜，中肾发达，后肾在分化之中（图 5-5）。

超声检查：子宫增大，宫腔内可见妊娠囊，妊娠囊内偏一侧可见卵黄囊及豆芽状胚芽，胚芽可见原始心血管搏动，妊娠囊平均直径为 10mm（图 5-6）。

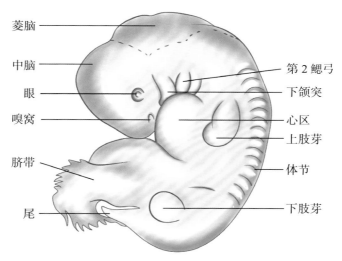

▲ 图 5-5　第 5 周人胚示意

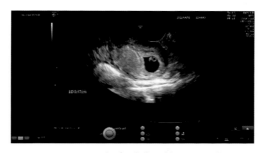

▲ 图 5-6　超声系统下第 5 周胚胎

　　宫腔直视人工流产手术系统下可见第 5 周胚胎：脑部增大，眼部开始分化，可见上肢芽及下肢芽，尾部发达，腹部心、肝比例大，可见节律性心血管搏动（图 5-7）。

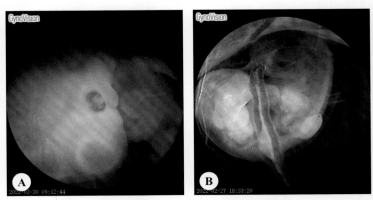

▲ 图 5-7　宫腔直视系统下第 5 周胚胎

A. 胚胎头部；B. 完整胚胎

### 3. 第 6 周胚胎

　　第 6 周，肢芽分为两节，头部比例大，耳廓突出现，眼杯形成，视网膜出现色素，四肢初发育，上肢分化出肘部及腕部，手板、足板呈扇形，开始出现指嵴。胃部发育可区分幽门部、贲门部及胃体部，肺芽、肝芽及后肾芽分支（图 5-8）。

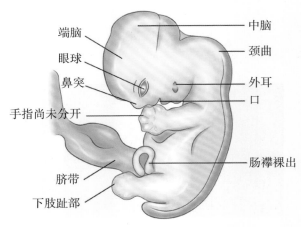

▲ 图 5-8　第 6 周人胚示意

超声检查：子宫增大，宫腔内可见妊娠囊，妊娠囊内可见胚芽，胚芽内可见原始心血管搏动，妊娠囊平均直径为 14mm（图 5-9）。

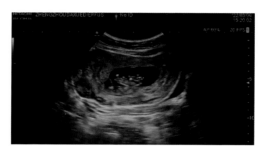

▲ 图 5-9　超声系统下第 6 周胚胎

宫腔直视人工流产手术系统下可见第 6 周胚胎：头部较大，眼杯形成，眼部呈黑色，可见耳部轮廓，上下肢初步分化，可见肘部及腕部，手板及足板呈蹼状扇形。足板明显，视网膜出现色素，耳廓突出现（图 5-10）。

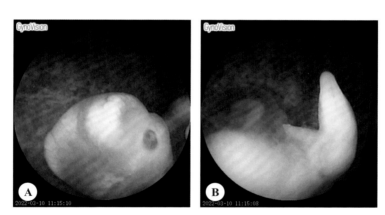

▲ 图 5-10　宫腔直视系统下第 6 周胚胎
A. 胚胎头部；B. 扇形桨状上肢芽

**4. 第 7 周胚胎**

孕 7 周，手足板相继出现指趾雏形，体节不见，颜面形成，乳腺嵴出现。

超声检查：子宫增大，宫腔内可见妊娠囊，胎儿初具人形，并可见规律的胎心搏动。原始胎盘呈半月状，实质回声均匀，附着于妊娠囊的一侧壁上，妊娠囊平均直径为 18mm（图 5-11）。

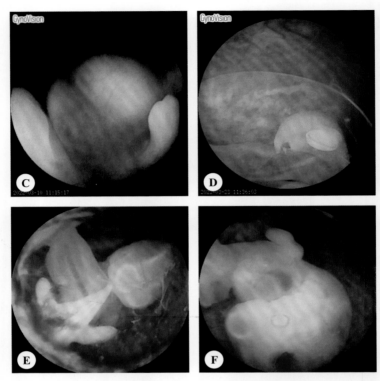

▲ 图 5-10（续） 宫腔直视系统下第 6 周胚胎

C. 胚胎腹部；D. 胚胎下肢及骶尾部；E. 胚胎整体；F. 胚胎脑部及腹部

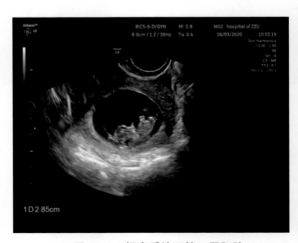

▲ 图 5-11 超声系统下第 7 周胚胎

宫腔直视人工流产手术系统下可见第 7 周胚胎：胚胎初具人形，颜面形成，体节分化消失，四肢分化，可见蹼状手指及脚趾，腹部合拢，呈半透明状，可见肝叶开始形成（图 5–12）。

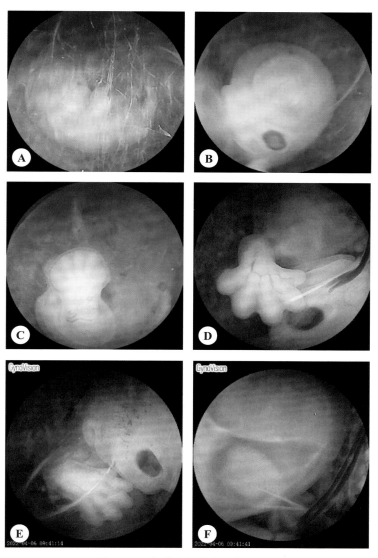

▲ 图 5–12　宫腔直视系统下第 7 周胚胎
A. 胚胎整体；B. 胚胎头部；C. 胚胎下肢；D. 手掌；E. 右耳廓；F. 半透明腹部及肝叶

### 5. 第 8 周胚胎

孕 8 周，手指、足趾明显，指趾出现分节，眼睑开放，尿生殖膜和肛膜先后破裂，外阴可见，性别可分，脐疝明显（图 5-13）。

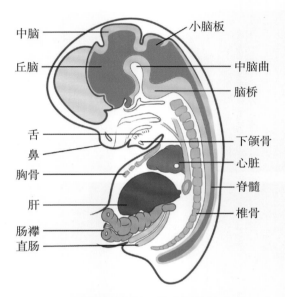

▲ 图 5-13　第 8 周人胚示意

超声检查：可见子宫增大，妊娠囊占据整个宫腔，妊娠囊内可见胎儿，顶臀长约 16mm，胎儿四肢可辨（图 5-14）。

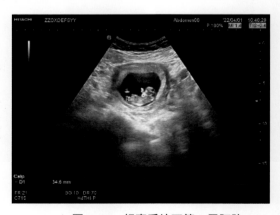

▲ 图 5-14　超声系统下第 8 周胚胎

宫腔直视人工流产手术系统下可见第 8 周胚胎：头、颈、躯干形成，具备人形特征颜面，眼睑明显，尾部退缩，上下肢初步形成，手指、足趾明显，出现分节。外生殖器可见。因胎儿较大，宫腔直视下仅可观察胎儿局部，无法观察全貌（图 5–15）。

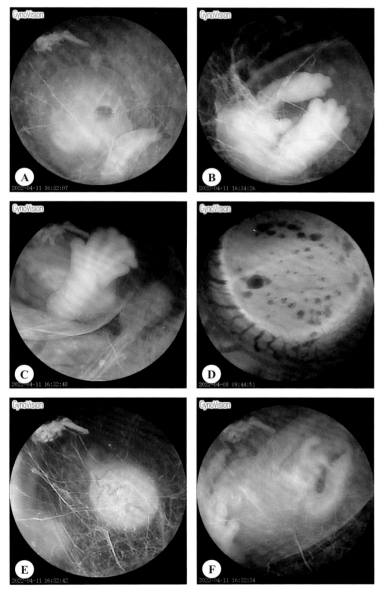

◀ 图 5–15　宫腔直视系统下第 8 周胚胎

A. 头部；B. 双下肢及生殖器；C. 上肢，D. 脑部血管 E. 卵黄囊；F. 腹部及脐带

**6. 第 9 周胚胎**

孕 9 周，头部已呈人类特征，脸部器官形成，上下肢明显，眼睑增长但尚未闭合。

超声检查：可见胎儿四肢，但指 / 趾节分化程度不能分辨；图 5-16B 显示胎盘，为经腹部超声图像。详见图 5-16。

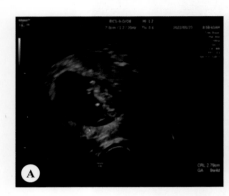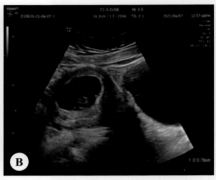

▲ 图 5-16 超声系统下第 9 周胚胎

宫腔直视人工流产手术系统下可见第 9 周胚胎：手指、足趾分化明显，指趾分节明显，尿生殖膜和肛膜先后破裂，外阴可见，可分辨性别（图 5-17）。

（二）胎儿附属物

胎儿附属物包括绒毛膜、羊膜、卵黄囊、尿囊与脐带，均来源于胚泡，与胚体有着共同的来源，但不参与胚体的构成，只是对胚体发挥营养、保护等辅助作用，胎儿娩出时，均退化并脱离胎儿。

**1. 绒毛膜**

胚胎发育的前 6 周，绒毛膜的表面均匀分布着绒毛。6 周后，伸入底蜕膜中的绒毛由于营养丰富而生长茂盛，称丛密绒毛膜，丛密绒毛膜与底蜕膜共同形成胎盘。

宫腔直视人工流产手术系统下绒毛（图 5-18），颜色多呈现为白色、紫蓝色、紫色及棕黄色，多呈现漂浮疏松状、云雾状、珊瑚样。绒毛间隙内充以从子宫螺旋动脉来的母体血。

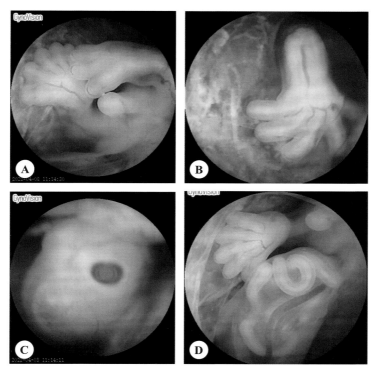

▲ 图 5-17　宫腔直视系统下第 9 周胚胎

A. 双下肢和生殖器；B. 左上肢；C. 头部；D. 脐带

**2. 羊膜**

为半透明无血管薄膜，厚度仅为 0.2～0.5mm，由单层羊膜上皮和薄层胚外中胚层构成。羊膜腔内充满羊水，羊水含有脱落的上皮细胞和一些胎儿的代谢产物。随着胚盘向腹侧包卷，胚体逐渐陷入了羊膜腔。羊水具有保护胎儿免受外界冲击和损害、防止与周围组织粘连的功能。

宫腔直视人工流产手术系统下羊膜呈半透明膜状结构，包裹胚芽（图 5-19）。

**3. 卵黄囊**

由内胚层和包于其外方的胚外中胚层组成，卵黄囊顶部的内胚层构成原始消化管，卵黄囊的其他部分留在胚体之外，称固有卵黄囊。固有卵黄囊与原始的消化管借卵黄囊蒂相连，约在胚胎发育第 5 周，卵黄蒂缩窄闭

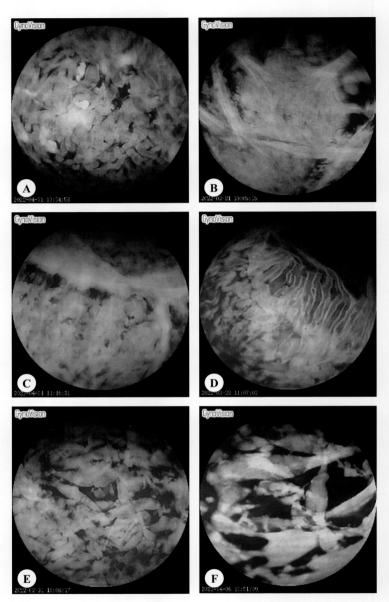

▲ 图 5-18　宫腔直视系统下常见绒毛图像

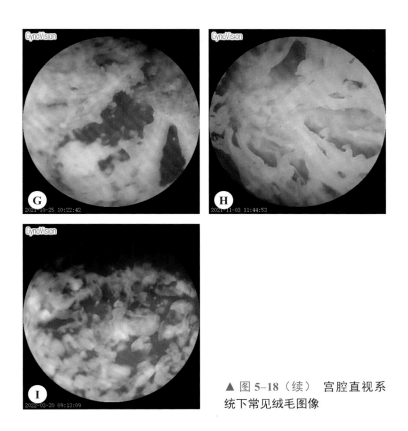

▲ 图 5-18（续） 宫腔直视系统下常见绒毛图像

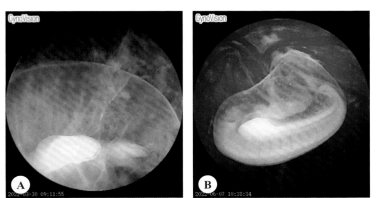

▲ 图 5-19 宫腔直视系统下羊膜图像

锁，固有卵黄囊与原始消化管断离，逐渐退化成一个直径不到 5mm 的小囊，存在于胚胎表面。

宫腔直视人工流产手术系统下卵黄囊呈半透明囊性结构，表面可见颗粒状，由血管状卵黄蒂连接于胚芽（图 5-20）。

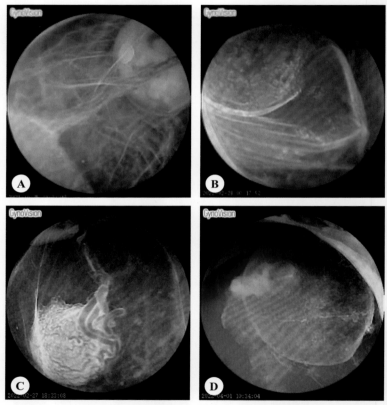

▲ 图 5-20　宫腔直视系统下卵黄囊图像
A. 卵黄蒂；B 至 D. 卵黄囊

## 4. 尿囊

是从卵黄囊尾侧向体蒂内伸出的一个内胚层盲囊。尿囊壁上的一对尿囊动脉和一对尿囊静脉，演化成脐动脉和脐静脉，尿囊根部参与膀胱形成，其余的部分仅存数周便退化。尿囊先退化为一条脐尿管，后闭锁为脐中韧带。

宫腔直视人工流产手术系统下尿囊呈半透明膜状结构，表面可见一血管丛（一对尿囊动脉和一对尿囊静脉）。详见图 5-21。

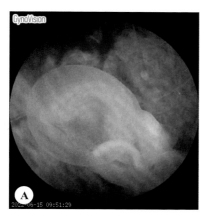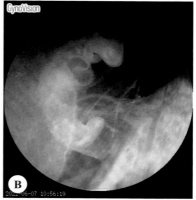

▲ 图 5-21　宫腔直视系统下尿囊图像

**5. 脐带**

连于胚胎脐部与胎盘间的条索状结构，是胚胎与母体进行物质交换的重要通道和唯一的桥梁。脐血管将氧气和营养物质输送到胎儿体内，将代谢产物和二氧化碳送至胎盘，渗入母血排出体外。一般含两条脐动脉和一条脐静脉。

宫腔直视人工流产手术系统下脐带呈半透明带状结构，其内可见粗大血管（图 5-22）。

**（三）胎盘**

**1. 胎盘的结构**

由胎儿的丛密绒毛膜和母体的底蜕膜共同构成。

**2. 胎盘的血液循环**

胎盘内有母体和胎儿两套血液循环系统。

**3. 胎盘屏障**

胎盘屏障是胎儿血与母体血在胎盘内进行物质交换所通过的结构。早期胎盘屏障由合体滋养层、细胞滋养层和基膜、薄层绒毛结缔组织、毛细

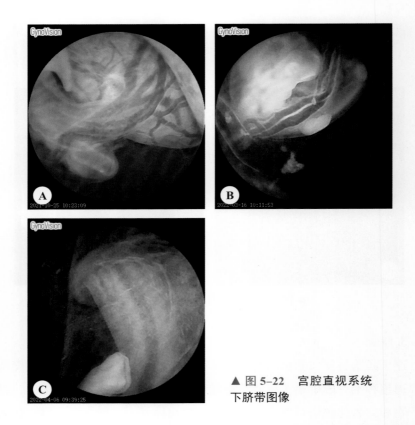

▲ 图 5-22　宫腔直视系统
下脐带图像

血管基膜及内皮组成。随着胎儿的发育长大，由于细胞滋养层在许多部位消失，以及合体滋养层在一些部位仅为一薄层胞质，胎盘屏障变得越来越薄，胎血与母血间仅隔以绒毛的毛细血管内皮和薄层合体滋养层及两者的基膜，更有利于胎血与母血间的物质交换。大多数细菌和其他致病微生物不能通过胎盘屏障，所以胎盘对胎儿有重要的屏障和保护功能。但这种屏障功能并不完善，胎盘遭受感染时，有些病原体能通过胎盘（如风疹病毒、巨细胞病毒等）；有些虽然不能通过胎盘，但可在胎盘部位形成病灶，破坏绒毛结构后进入胎盘。

**4. 胎盘的功能**

胎盘具有物质交换，防御屏障，合成和分泌雌激素、孕激素、绒毛膜促性腺激素、胎盘催乳素等重要生理功能。

宫腔直视人工流产手术系统下见胎儿脐带连接于胎盘，胎盘呈暗紫色，表面光滑，布满粗大血管，自脐带连接处呈放射样分布，血管多分支（图 5-23）。

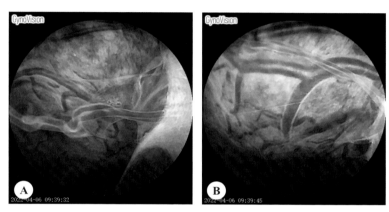

▲ 图 5-23　宫腔直视系统下胎盘图像

### 三、早期妊娠和中期妊娠的诊断

妊娠期全过程从末次月经的第 1 天开始计算，孕龄为 280 天，即 40 周。临床上分为 3 期：第 13 周末之前称为早期妊娠；第 14～27 周末称为中期妊娠；第 28 周及其后称为晚期妊娠。这里为大家介绍早期及中期妊娠的诊断。

（一）早期妊娠的诊断

**1. 症状**

(1) 停经：凡月经周期规律、有性生活史的育龄期女性，月经延期应考虑妊娠可能。但有停经史亦不一定都是妊娠，如由于精神、环境的变化、疾病、药物、内分泌失调等亦可造成停经。还有少数妊娠在相当于月经期时有少量阴道出血，而被误认为是月经。

(2) 早孕反应：妊娠早期孕妇常伴有头晕、乏力、嗜睡、食欲不振、偏食、厌油腻、恶心、晨起呕吐等症状，称为早孕反应。早孕反应一般不重，停经后 6 周左右出现，第 8～10 周达高峰，妊娠 12 周后常自然消失，偶有延至妊娠 20～22 周者。若妊娠反应较重，出现电解质失衡及代谢紊乱，考虑妊娠剧吐，需要住院治疗。

(3) 尿频：为孕早期增大的子宫在盆腔内压迫膀胱所致，当增大的子宫进入腹腔，解除了对膀胱的压迫，症状随之消失。

**2. 体征**

(1) 基础体温（BBT）升高：妊娠后由于孕激素升高，下丘脑体温调节中枢兴奋，体温升高 0.3～0.5℃，时间可维持 20 天以上。

(2) 乳房变化：妊娠后母体受雌激素和孕激素的影响，乳房逐渐长大，浅静脉显露，孕妇感觉乳房胀痛、触痛及乳头疼痛。检查时可见乳头及乳晕着色加深、变黑，乳晕周围出现蒙格马利结节（Montgomery's tubercle）。

(3) 皮肤色素沉着：主要表现在面颊部、额部和鼻部出现褐色斑点，称妊娠黄褐斑。但这种色素沉着并非妊娠所特有。

(4) 妇科检查：阴道黏膜和宫颈阴道部充血呈紫蓝色。妊娠 6～8 周时，双合诊检查触及子宫峡部极软，感觉子宫颈与子宫体之间似不相连，称为黑加征（Hegar sign）。妊娠 8 周时，子宫体约为非孕时的 2 倍，妊娠 12 周时子宫大小约为非孕时的 3 倍。

**3. 辅助检查**

(1) 妊娠试验：人绒毛膜促性腺激素（β-hCG）测定为常用生化指标。用测定 β-hCG 的方法诊断妊娠，称为妊娠试验，临床上一般在排卵后 8～10 天即可从血或尿中检测到 β-hCG。结果阳性结合临床表现可以诊断为妊娠。但 β-hCG 试验，特别是定性试验，仅表示有活的滋养叶细胞，不能区别妊娠是否正常（如异位妊娠或胚胎已死亡而尚未流产等）。

(2) 宫颈黏液：妊娠后宫颈黏液量少，质黏稠，形成宫颈黏液栓。涂片干燥后，光镜下观察有成行排列的椭圆小体，无羊齿状结晶。

(3) 超声检查：早期妊娠进行超声检查的主要目的，其一是确定宫内妊娠，排除异位妊娠、滋养细胞疾病、盆腔肿块或子宫异常等；其二是了解胚胎是否存活，是否多胎；其三是孕龄的评估；其四是早孕期染色体疾病筛查指标（NT）。

① 胚囊：胚囊在妊娠第 4 周时即可显示，直径为 5mm。妊娠第 5 周时，宫腔内见到圆形或椭圆形妊娠囊。妊娠第 8 周胚囊几乎占满整个宫腔。

至妊娠 12～13 周，羊膜囊充满子宫腔，并与整个子宫壁重合，不再显示胚囊。

　　② 胎心搏动：妊娠第 6 周以后可以显示规律性胎心搏动，为 150～170 次 / 分。

　　③ 胚芽：在妊娠第 6 周即可显示，呈豆芽状，长度为 5mm。妊娠 7～8 周时可见外形蠕动，9 周时开始有四肢活动。

　　④ 卵黄囊：妊娠第 4 周出现，10 周消失。

　　⑤ 胎盘：妊娠第 8 周出现脐带，并可见原始胎盘。

（二）中期妊娠的诊断

妊娠中期子宫明显增大，可触及胎体，听到胎心。此时，关键是判断胎儿生长发育情况、宫内状况和发现胎儿畸形。

**1. 病史与症状**

(1) 早孕经过：有停经、早孕反应及妊娠试验阳性等病史。

(2) 腹部增大：妊娠 12 周后，子宫底位于耻骨联合上 2～3 横指，此后逐渐增大。

(3) 胎动：正常妊娠 18～22 周孕妇可自觉胎动，是监测胎儿缺氧的重要指标。

**2. 体征**

(1) 子宫增大：腹部检查时见子宫增大，手测子宫底高度可以估计胎儿大小及孕周。

(2) 胎体触诊：妊娠 20 周后，经腹壁能触到子宫内的胎体。

(3) 胎心音：胎心音 110～160 次 / 分。

(4) 乳房变化：乳房增大，乳晕色素沉着更加明显，晚期妊娠还可以有初乳分泌。

(5) 皮肤色素沉着和腹纹出现：妊娠中晚期以后腹中线、会阴部可见色素沉着，下腹部及大腿上 1/3 外侧可出现紫红色或粉红色妊娠纹。

**3. 辅助检查**

超声检查：妊娠中期以后，超声检查不仅能准确确定子宫内妊娠，还可以显示胎儿数目、胎产式、胎先露、胎方位、有无畸形、羊水量、胎儿宫内生长发育情况、胎盘种植的部位、胎盘成熟度及其与子宫颈内口的关系等（图 5-24）。

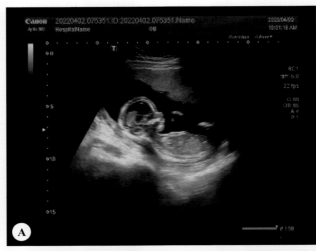

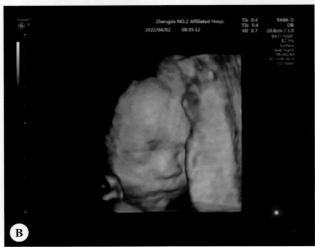

▲ 图 5-24　超声系统下妊娠中期胎儿图像

视频 5-1　孕 4 周宫腔直视人工流产手术

视频 5-2　孕 5 周宫腔直视人工流产手术

视频 5-3　孕 6 周宫腔直视人工流产手术

视频 5-4　孕 7 周宫腔直视人工流产手术

视频 5-5　孕 8 周宫腔直视人工流产手术

## 参 考 文 献

[1] 顾向应，刘欣燕 . 宫腔观察吸引手术图谱 [M]. 武汉：湖北科学技术出版社，2020.

[2] 曹泽毅 . 中华妇产科学（上、下册）[M]. 2 版 . 北京：人民卫生出版社，2006.

[3] 薛社普，俞慧珠，叶百宽，等 . 协和人体胚胎学图谱 [M]. 北京：中国协和医科大学出版社，2009.

# 第6章 应用宫腔直视人工流产手术系统所见的异常妊娠

## 一、自然流产

### （一）先兆流产

先兆流产（threatened abortion）指妊娠 28 周前出现少量阴道流血，常为暗红色或血性白带，无妊娠物排出，随后出现轻微阵发性下腹痛或腰背痛。先兆流产示意见图 6-1。妇科检查时宫颈口未开，胎膜未破，子宫大小与停经周数相符。经休息及治疗后症状消失，可继续妊娠；若子宫颈口扩张或胎膜早破，则进展为难免流产。

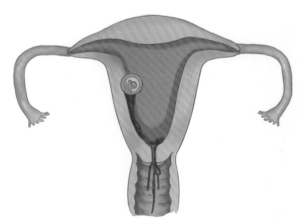

▲ 图 6-1 先兆流产示意

超声所见：宫颈内口呈闭合状。子宫大小与孕周相符，妊娠囊位置正常，呈类圆形卵黄囊，胚芽、胎心搏动可见。妊娠囊周围可见云雾状低回声，为绒毛膜剥离积血的表现（图 6-2）。

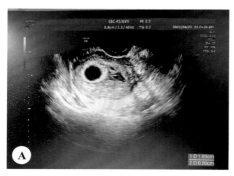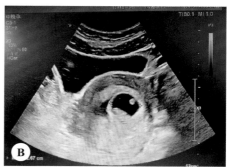

▲ 图 6-2 超声系统下的先兆流产：宫内早孕伴宫腔积液

　　宫腔直视人工流产手术系统下所见：一次性可视吸引管进入宫腔后，自宫底缓慢后退探查，确定胚胎着床部位，同时可观察到胚胎绒毛组织新鲜，部分绒毛血染，与底蜕膜间少量积血，呈鲜红色或暗红色。若超声提示有胚囊旁积液，还可见胚囊与壁蜕膜间的积血（图 6-3）。

（二）不全流产

　　不全流产（incomplete abortion）系难免流产继续发展，部分妊娠物排出宫腔，还有部分残留于子宫腔内或嵌顿于子宫颈口处；抑或胎儿排出后胎盘滞留于子宫腔或嵌顿于子宫颈口，影响子宫收缩，导致大量出血，甚至休克。不全流产示意见图 6-4。妇科检查见子宫颈口已扩张，子宫颈口有妊娠物堵塞及持续性血液流出，子宫小于停经周数。

　　超声所见：根据妊娠组织物残留量和残留的时间不同，宫腔内回声多样化。①较多组织物残留（图 6-5）：绒毛和胎囊等大部分妊娠物残留，宫腔内可见不规则的高回声或不均质低回声团，形态不规则，局部胎盘绒毛附着处与正常肌层分界不清。可合并宫腔积血声像改变。②少许绒毛组织残留（图 6-6）：内膜回声稍不均匀，局灶性不均回声团，基底线不清，与子宫肌层无明显界限。多普勒超声所见组织物残留时，会根据残留物血供情况而呈现不同的血流信号，血流信号与残留量无关，而是跟残留物是否有血循环，以及是否容易出血有关。

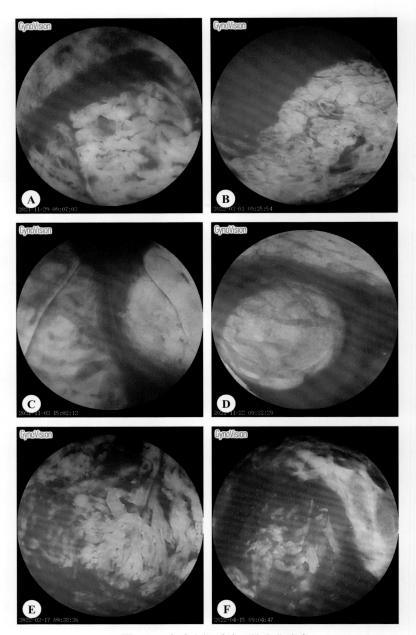

▲ 图 6-3　宫腔直视系统下的先兆流产

A 和 B. 绒毛组织新鲜，与底蜕膜间见少量鲜红色积血；C 和 D. 胚囊囊壁与壁蜕膜间少量积血；E 和 F. 绒毛血染，可见绒毛间新鲜或暗红色积血

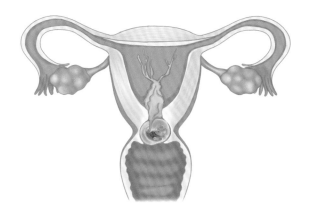

◀ 图 6-4 不全流产示意

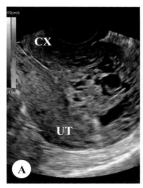
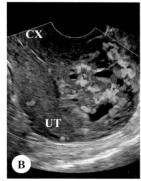

◀ 图 6-5 不全流产 CDFI 声像（一）

A. 子宫矢状面灰阶声像；B. 子宫矢状面 CDFI 声像。UT. 子宫；CX. 子宫颈

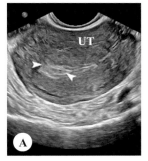
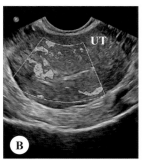

◀ 图 6-6 不全流产 CDFI 声像（二）

A. 子宫矢状面灰阶声像；B. 子宫矢状面 CDFI 声像。UT. 子宫

宫腔直视人工流产手术系统下所见：进入宫腔时，可见部分妊娠组织已下移至宫腔下段、宫颈管内，甚至宫颈口处，宫腔内见积血，或有暗红色或紫蓝色妊娠物残留（图 6-7）。

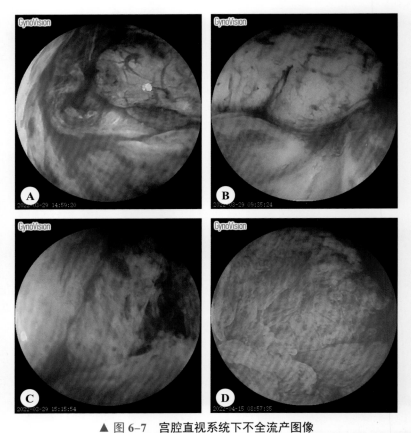

▲ 图 6-7　宫腔直视系统下不全流产图像

A 和 B. 滞留于宫腔下段及宫颈管内的妊娠组织；C. 宫腔内胎物组织残留，壁蜕膜厚且疏松；D. 胚囊着床处呈血色条索状，蜕膜较厚

## （三）完全流产

完全流产（complete abortion）指具有流产相关症状，且妊娠物已全部排出，阴道流血逐渐停止，腹痛逐渐消失。妇科检查时子宫颈口已关闭，子宫接近正常大小。B 型超声检查显示宫腔无残留，如无感染，可不予特殊处理。

超声所见：子宫大小正常或略增大，宫腔内无妊娠囊或胚胎，亦无不均高回声的组织物残留声像改变，但可残存极少量液性暗区（图 6-8）。

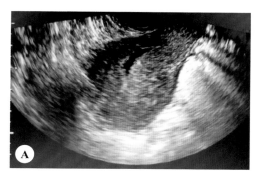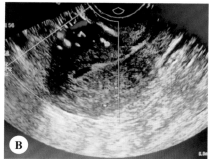

▲ 图 6-8 超声系统下完全流产图像

宫腔直视人工流产手术系统下所见：进入宫腔后，见宫角呈漏斗状，胎囊着床处呈血丝状，宫壁平整，组织均匀，宫腔内无妊娠物残留（图 6-9）。

**（四）特殊情况**

**1. 稽留流产**

稽留流产（missed abortion）指宫内胚胎或胎儿已死亡，但滞留子宫腔内未能及时自然排出。表现为早孕反应消失，有先兆流产症状或无任何症状，子宫不再增大，反而缩小。妇科检查时子宫颈口未开，子宫接近或小于停经周数，质地不软，中期稽留流产者未闻及胎心。

超声所见：子宫通常小于相应停经孕周，可发生绒毛水肿、水泡样变性，未见胎心搏动，故宫腔内可见不均回声，内见多小囊状结构（图 6-10）。CDFI 显示肌层局灶性血流信号，可记录到类滋养层血流频谱。超声诊断标准：超声检查头臀径≥7mm，未见胎心搏动；宫腔内妊娠囊平均直径≥25mm，未见胚胎；宫腔内孕囊未见卵黄囊，2 周后仍然未见胚胎和胎心搏动；宫腔内妊娠可见卵黄囊，11 天后仍然未见胎心搏动。

宫腔直视人工流产手术系统下所见：进入宫腔后，见绒毛稀疏，胚囊壁菲薄，呈暗红色或紫蓝色，囊腔内无胚胎或部分开始溶解，伴或不伴宫腔积血（图 6-11）。

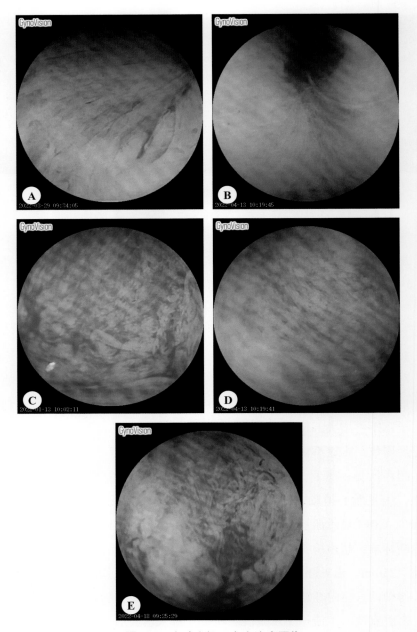

▲ 图 6-9　宫腔直视下完全流产图像

A 和 B.宫角呈漏斗状，无组织残留；C.胚囊剥离后，着床部位血窦闭合；
D 和 E.宫腔内少量积血，无妊娠物残留

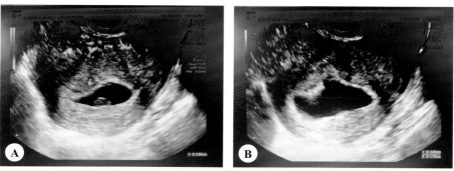

▲ 图 6-10　超声系统下稽留流产图像

A. 胚囊变形；B. 胚芽无胎心搏动或未见胚芽

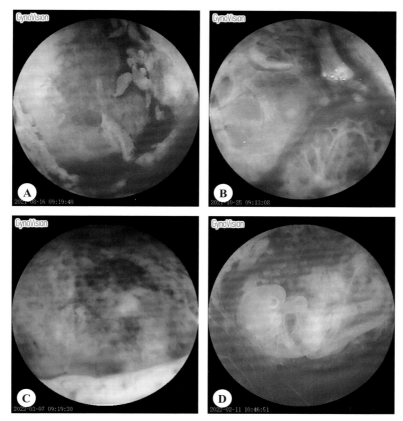

▲ 图 6-11　宫腔直视系统下稽留流产图像

A 和 B. 胚囊呈暗红色，绒毛稀疏；C. 胚囊壁薄，呈紫蓝色，囊内空虚，无胚胎；D. 胚胎停止发育，开始溶解，伴宫腔内少量积血

**2. 流产感染**

流产感染（septic abortion）多见于阴道流血时间较长的流产患者，也常发生在不全流产或不洁流产时。临床表现为下腹痛、阴道有恶臭分泌物，双合诊检查有宫颈摇摆痛。严重时可引起盆腔炎、性传播疾病、腹膜炎、脓毒败血症及感染性休克。

超声所见：超声下所见类似不全流产，残留物血流信号欠丰富，可合并宫腔积液或盆腔积液；如妊娠囊并未排出，超声可见到妊娠囊变形，宫腔内可见不均回声，甚至可见宫腔积液，透声较差，也可合并盆腔积液，CDFI 显示局灶性血流信号（图 6-12）。

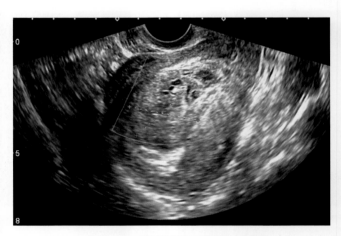

▲ 图 6-12　超声系统下流产感染图像

宫腔直视人工流产手术系统下所见：进入宫腔后，见宫腔蜕膜组织颜色暗沉，残留组织机化、坏死，呈黄褐色脂肪样不规则条索或团块状，伴部分陈旧性血块组织（图 6-13）。

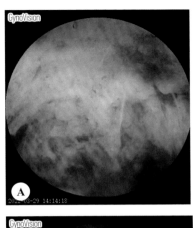

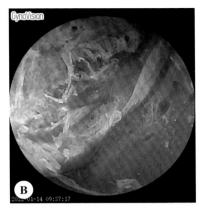

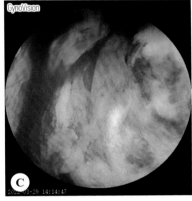

▲ 图 6-13 宫腔直视系统下流产感染图像

A 和 B. 残留组织机化、坏死，呈黄色脂样条索或团块状；C. 宫腔内陈旧性血块组织

视频 6-1 宫腔直视人工流产手术系统下先兆流产

视频 6-2 宫腔直视人工流产手术系统下不全流产

视频 6-3 宫腔直视人工流产手术系统下完全流产

视频 6-4 宫腔直视人工流产手术系统下稽留流产

# 参 考 文 献

[1] 张晓薇，丁岩.妇产科学：案例版 [M].北京：科学出版社，2008:96-97.

[2] 郑峥，顾向应，刘欣燕，等.早期妊娠稽留流产治疗专家共识 [J].中国实用妇科与产科杂志，2020(1):70-73.

## 二、子宫特殊部位妊娠

### （一）剖宫产切口部妊娠

剖宫产切口部妊娠（cesarean scar pregnancy，CSP）也称剖宫产瘢痕部位妊娠，是指受精卵着床于前次剖宫产子宫切口瘢痕处的一种异位妊娠。剖宫产切口妊娠示意见图 6-14。CSP 可能导致人工流产术中大出血或者流产后反复出血，出血可能是不可控制甚至致命的大出血。

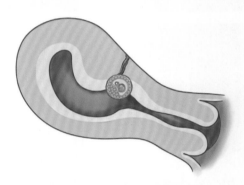

▲ 图 6-14　剖宫产切口妊娠示意

超声检查是诊断 CSP 的首选方法，可以明确妊娠囊大小、剖宫产瘢痕与妊娠囊之间的位置关系，妊娠囊与子宫前壁肌层及膀胱间的关系，并可对 CSP 进行临床分型（图 6-15）。超声诊断 CSP 标准：宫腔内、宫颈管内无妊娠囊；妊娠囊或不均质包块位于子宫峡部前壁（即子宫切口处）；膀胱和妊娠囊之间子宫肌壁薄弱。

目前临床对终止剖宫产瘢痕妊娠的方法包括药物和手术两种方法。若孕周<8 周的 CSP，且血流不丰富、瘢痕处肌层>3mm 时（超声诊断为 Ⅰ型 CSP），可以行超声监视下清宫术，抑或在宫腔镜下、宫腔直视人工流产手术系统下进行清宫。若为孕周≥8 周的 Ⅰ型 CSP 或 Ⅱ型、Ⅲ型 CSP，清宫术前需进行药物或者子宫动脉栓塞术的预处理，然后再行宫腔镜下或宫腔直视人工流产手术系统下的清宫术。也可根据具体病情，单独选择或联合选择腹腔镜等其他去除病灶的术式。

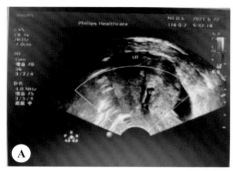
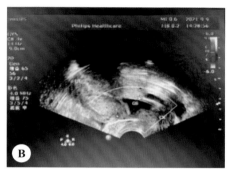

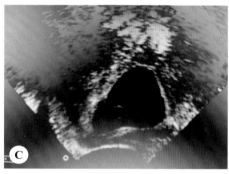

▲ 图 6-15 超声见剖宫产切口处妊娠囊

A. Ⅰ型；B. Ⅱ型；C. Ⅲ型

宫腔镜可选用小号检查镜，动作轻柔地进入宫腔。镜下可见宫腔内空虚，无孕囊，剖宫产瘢痕部位有孕囊种植，可见血管分布及孕囊种植位置、面积、深度等。也可通过宫腔镜检查排除宫腔下段后壁妊娠及切口上方妊娠。宫腔镜下剖宫产切口妊娠见图 6-16 和图 6-17。

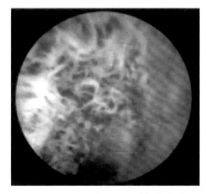

▲ 图 6-16 宫腔下段左前壁瘢痕处见妊娠组织

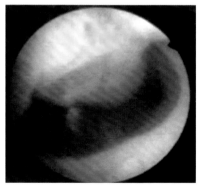

▲ 图 6-17 宫腔下段前壁瘢痕处见黄白色妊娠组织

宫腔直视人工流产手术系统下见孕囊位于前壁下段瘢痕处，可见周围明显的血管怒张（图 6-18）。手术操作时尤其需要注意，清宫时应先吸除子宫瘢痕远端（子宫底部、中上段及瘢痕下部）及子宫腔后壁的蜕膜组织，再尽量避开瘢痕吸尽妊娠囊，最后用较小负压（200～300mmHg）清理子宫瘢痕处的蜕膜和残余的绒毛组织；注意尽量避免多次搔刮，尤其是搔刮前次剖宫产瘢痕处。如发生术中出血多时，药物加强宫缩（缩宫素、麦角新碱等静脉注射或子宫颈局部注射，前列腺素制剂直肠放置），也可使用球囊压迫子宫下段瘢痕处，必要时行子宫动脉栓塞术止血。

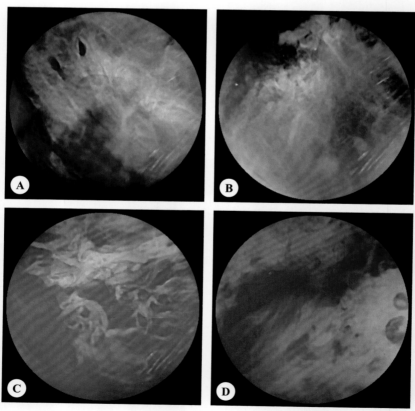

▲ 图 6-18　宫腔直视下剖宫产切口部妊娠图像
A. 孕囊；B. 绒毛；C. 术后瘢痕部位；D. 术后宫底内膜

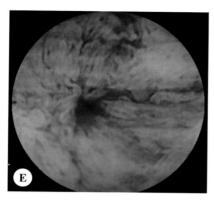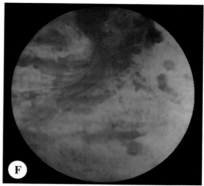

▲ 图 6-18（续） 宫腔直视下剖宫产切口部妊娠图像

E. 术后左宫角；F. 术后右宫角

（二）子宫颈妊娠

子宫颈妊娠（cervical pregnancy）是指受精卵在子宫颈管内着床和发育。子宫颈妊娠示意见图 6-19。临床罕见，需与自然流产相鉴别。

超声检查可见宫颈内口水平面以下、宫颈基质中的血运丰富的妊娠囊。超声可见宫颈膨大，宫颈管内口关闭，颈管内可见完整的妊娠囊，并侵入宫颈管的前壁或后壁，较典型的甚至可见到胎囊内的胎芽、胎心。也可见宫颈管内混合性包块，与宫颈管肌壁间界限不清。有时因侵入宫颈管

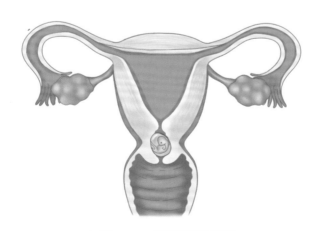

▲ 图 6-19 子宫颈妊娠示意

肌壁，使局部回声呈蜂窝状，彩色多普勒见较丰富的血流信号。同时宫腔空虚，内膜增厚，子宫血管扩张，尤其以宫颈血供丰富为其特征。膀胱位置明显上移。详见图 6-20 和图 6-21。

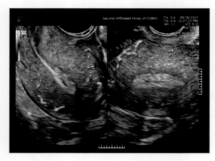

▲ 图 6-20　超声见宫腔空虚，宫颈管内见妊娠囊

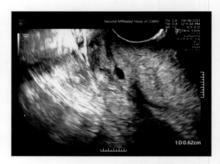

▲ 图 6-21　超声见宫颈内妊娠囊

宫腔直视人工流产手术系统下可见宫腔内膜增厚，未见明显占位性病变，宫颈管内见孕囊样组织物。

子宫颈妊娠孕囊周围血管错综复杂，流产易出现难以控制的大出血而危及生命，临床上采用药物保守治疗或手术治疗。清宫手术多在孕囊内注射药物杀胚失败或子宫动脉栓塞术后进行。清宫手术常在超声监视下或宫腔镜下（宫腔镜下子宫妊娠见图 6-22 和图 6-23）进行，也可在宫腔直视人工流产手术系统下进行。

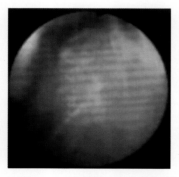

▲ 图 6-22　宫颈管内见妊娠组织

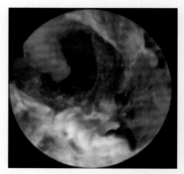

▲ 图 6-23　宫颈管内见坏死妊娠组织，表面红褐色

宫腔直视人工流产手术系统下清宫，应避免反复探查宫颈。若出血多，可行纱条填塞或者 Foley 水囊压迫宫颈管内血管止血，必要时可采用子宫动脉栓塞等止血措施，甚至行子宫切除以挽救患者生命。

### （三）子宫峡部妊娠

子宫峡部妊娠（isthmus pregnancy）是指受精卵着床和发育位于子宫组织学内口以上、解剖学内口以下的峡部。子宫峡部妊娠示意见图 6-24。临床上少见，需与流产相鉴别。由于子宫峡部肌层较宫体薄弱，子宫内膜发育不良，孕囊着床后胎盘绒毛易植入肌层，并且由于此处宫腔狭窄，易引发流产，可能出现难以控制的大出血。

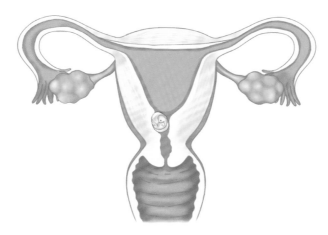

▲ 图 6-24 子宫峡部妊娠示意

子宫峡部妊娠临床诊断以阴道超声检查为主，其超声影像学特点包括：子宫外形两端小，中央膨大，呈梭形；宫腔内无妊娠囊，子宫峡部明显膨大，其内可见妊娠囊，囊内有胚芽及胎血管搏动；子宫峡部膨隆处结构紊乱，中间有光团、光点及暗区，但以实性为主；峡部膨隆内彩色多普勒血流显像示血流信号丰富，呈彩球状（图 6-25 和图 6-26）。早期诊断需与先兆流产或者不全流产鉴别。

终止非瘢痕子宫的子宫峡部妊娠，需先进行 MTX 等药物杀胚或者子

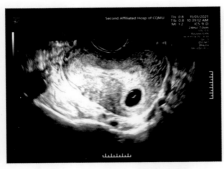 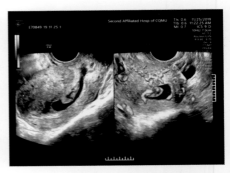

▲ 图 6-25　超声见宫腔峡部妊娠囊　　▲ 图 6-26　超声见宫腔峡部妊娠囊及胎
　　　　　　　　　　　　　　　　　　　　　　　血管搏动

宫动脉栓塞术，血 β-hCG 检测后，在做好备血等急救措施的条件下进行清宫手术。清宫手术可在超声监视下、宫腔镜下进行，也可在宫腔直视人工流产手术系统下进行。

　　宫腔直视人工流产手术系统下清宫，应注意尽量避免多次搔刮及吸宫，尤其是反复搔刮或者吸引，尽量做到定点处理。如术中出血多时，药物加强宫缩（缩宫素、麦角新碱等静脉注射或子宫颈局部注射，前列腺素制剂直肠放置），也可使用球囊压迫子宫下段，必要时行子宫动脉栓塞术止血。

### （四）子宫角妊娠

　　子宫角妊娠（cornual pregnancy）是指受精卵着床在一侧宫角近输卵管口处（子宫输卵管结合处的内侧），与输卵管间质部接近，随着孕囊增大，向宫腔侧发育而不在间质部发育，故称子宫角妊娠。

　　子宫角妊娠按照孕囊生长趋势，分为两种类型：Ⅰ型指孕囊绝大部分在宫腔内生长，子宫角部外凸不明显，子宫角部肌层破裂风险低；Ⅱ型指孕囊主要向宫角外生长，子宫角部外凸明显，子宫角部肌层破裂风险高，易大出血。子宫角妊娠示意见图 6-27。

　　子宫角妊娠的诊断主要为超声检查（图 6-28），必要时需要三维超声（图 6-29）或 MRI（图 6-30）进行鉴别。Ⅰ型宫角妊娠超声的典型表现包括：①孕囊位于一侧宫角内，周围可见环绕血流；②孕囊大部分位于宫腔并有蜕膜包绕，小部分被宫角肌层包绕且宫角最薄处肌层厚度＞5mm。该

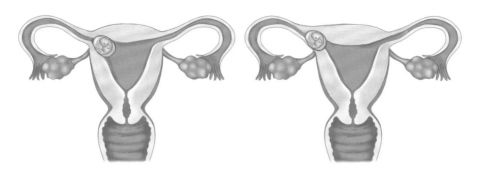

▲ 图 6-27　子宫角妊娠示意

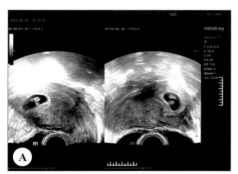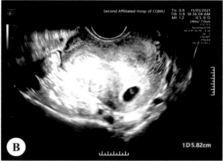

▲ 图 6-28　超声见宫角处妊娠囊

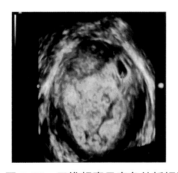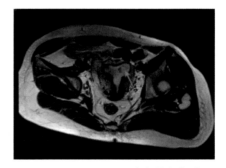

▲ 图 6-29　三维超声见宫角处妊娠囊　　　▲ 图 6-30　MRI 见宫角处妊娠囊

侧宫角没有明显外凸；③可见正常输卵管间质部结构。Ⅱ型宫角妊娠超声可见：①孕囊位于一侧宫角内，周围可见环绕血流；②孕囊小部分位于宫腔并有蜕膜包绕，大部分被宫角肌层包绕且宫角肌层厚度仍＞5mm。该侧宫角明显外凸，严重者患侧宫角向外膨隆极明显，似与宫体分离；③输卵管间质部可见，但不具备输卵管间质线征，即从子宫内膜外侧角穿过肌层到达异位孕囊或出血性肿块的细回声线，被认为是代表输卵管近端宫腔，是输卵管间质部妊娠罕见但相对特异的影像学表现。

宫腔镜下可见（图 6-31 和图 6-32）：Ⅰ型宫角妊娠见大部分孕囊位于宫腔内，孕囊偏向宫角一侧，偏向的一侧宫角较宽大，可能与周围肌层界限不清；Ⅱ型宫角妊娠可见小部分孕囊位于宫角处，与周围肌层界限不清。

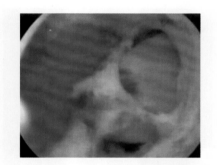 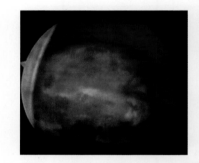

▲ 图 6-31　宫腔左侧宫角部见妊娠囊　　　▲ 图 6-32　宫腔右侧宫角部见妊娠囊

终止Ⅰ型和孕囊小的Ⅱ型子宫角妊娠，可在宫腔直视人工流产手术系统下或者药物流产完成。宫腔直视人工流产手术系统的一次性可视吸引管下可清晰看见一侧宫角孕囊（图 6-33A 和 B）。建议用小号吸头动作轻柔地进行检查，以免宫腔出血影响视野。镜下可见孕囊附着于一侧子宫角，接近输卵管口处，甚至孕囊可完全或者部分遮盖宫角四壁，输卵管开口不可见。要注意观察镜下的另一侧输卵管开口是否清晰可见，以帮助判断是否为宫角妊娠。

在宫腔直视人工流产手术系统下负压吸宫手术时，先用 7 号吸管在没有负压下定位到孕囊位置处，维持 400～500mmHg 负压原位旋转，"定点清除式"负压吸宫 2 圈，然后逐渐退后，吸刮宫腔 2 圈后退出。换 6 号吸管观察宫角处是否有组织残留，并清理宫腔。宫腔直视人工流产术后子宫内膜及宫角图像见图 6-33C 至 F。

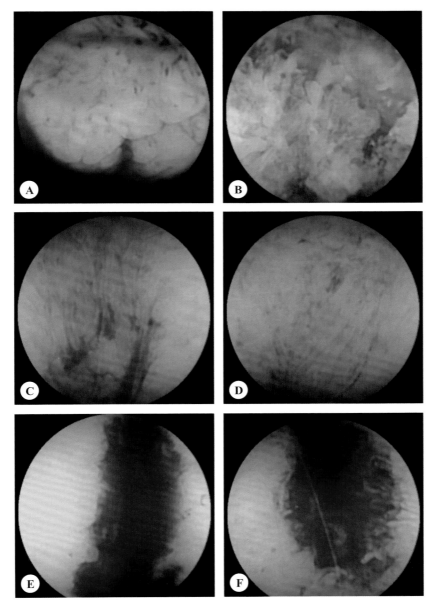

▲ 图 6-33　宫腔直视系统下子宫角妊娠图像
A. 孕囊；B. 绒毛；C 和 D. 术后子宫内膜；E. 术后右宫角；F. 术后左宫角

Ⅱ型子宫角部妊娠由于孕囊位置深，血供丰富，流产手术易出现大出血及子宫穿孔。终止妊娠需要在宫腔镜或者腹腔镜辅助下完成，必要时开腹止血。术前做好备血急救及腹腔镜，及时进行穿孔修补术的准备。

▶ 视频 6-5　宫腔直视人工流产手术系统下剖宫产切口部妊娠
　视频 6-6　宫腔直视人工流产手术系统下子宫角部妊娠

## 参考文献

[1] 谢幸，孔北华，段涛.妇产科学[M].9版.北京：人民卫生出版社，2018.

[2] Botros R, Borahay Mostafa A, Maguid Ramzy A. Clinical Diagnosis and Management of Gynecologic Emergencies[M]. Boca Raton: CRC Press, 2020.

[3] 金力，陈蔚琳，周应芳，等.剖宫产术后子宫瘢痕妊娠诊治专家共识(2016)[J].中华妇产科杂志，2016, 51(8):568–572.

[4] 任琛琛，顾向应，刘欣燕，等.宫角妊娠诊治专家共识[J].中国实用妇科与产科杂志，2020, 36(4):329–332.

[5] 夏恩兰.宫腔镜手术及其并发症的防治[J].中国实用妇科与产科杂志，1994, 10(6):337–339.

[6] 姚红丽.宫颈妊娠诊治进展[J].现代实用医学，2013, 25(8):958–960.

## 三、胎盘胎膜残留

胎盘由胎儿部分的羊膜和叶状绒毛膜及母体部分的底蜕膜构成。胎膜是由外层的平滑绒毛膜和内层的羊膜组成。胎盘部分残留指部分胎盘小叶、副胎盘或部分胎膜残留于宫腔，影响子宫收缩而出血。晚期产后出血指产妇在分娩24h后，在产褥期内发生的子宫大量出血。晚期产后出血的原因多与胎盘胎膜残留、蜕膜残留、子宫胎盘附着面复旧不全、感染、剖宫产术后子宫切口愈合不良等因素有关，其中胎盘胎膜残留是导致患者晚期产后出血的常见原因。目前，临床对于疑有胎盘胎膜残留致晚期产后出血的治疗以清宫术刮除残留胎膜组织为主。

超声检查在排除胎盘胎膜残留方面比明确诊断更有优势。宫内局灶性回声团块提示有胎盘胎膜残留可能，然而这不是特异性或可靠性征象，因为出血或血块也可有同样的表现。彩色多普勒超声能协助产后胎盘胎膜残留的诊断。宫腔局灶性肿块内有血流，提示胎盘胎膜残留，但没有血流并不排除诊断。超声下胎盘胎膜残留见图 6-34。

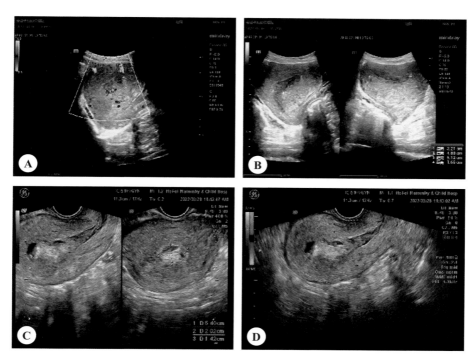

▲ 图 6-34　超声下胎盘胎膜残留

（一）宫腔直视人工流产手术系统下观察与操作

观察宫腔内情况：一次性可视吸引管自宫颈进入，首先观察宫颈口褶皱，产后患者宫颈口纵横褶皱较少，黏膜色微红。缓慢进入宫腔达宫底，后退 1cm，360° 旋转镜头观察宫腔情况，依次后退 1cm，并再次 360° 旋转镜头观察宫腔情况，如此操作直至接近宫颈内口。观察后用卵圆钳夹取出陈旧性胎膜样组织，予刮匙搔轻轻刮宫壁 2～3 周，清除组织一并送检。术后观察宫腔情况：宫角呈漏斗状，无残留，宫腔平整。

若胎盘胎膜残留时间较短，宫腔直视人工流产手术系统下可见组织呈现为蓝紫色、白色、紫色、暗红色团块状或疏松海绵状，以暗红色团块状多见（图 6-35）。

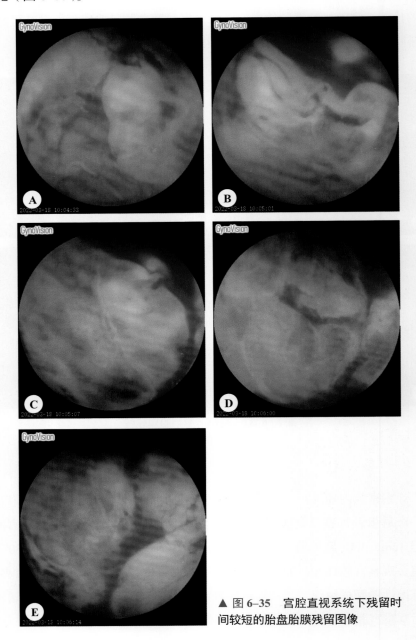

▲ 图 6-35　宫腔直视系统下残留时间较短的胎盘胎膜残留图像

　　若胎盘胎膜组织残留时间较长，组织陈旧机化，宫腔直视人工流产手术系统下组织颜色则多为暗黄色、橙黄色，呈团块状（图 6–36）。

　　取出的残留组织经病理证实为胎盘胎膜组织。

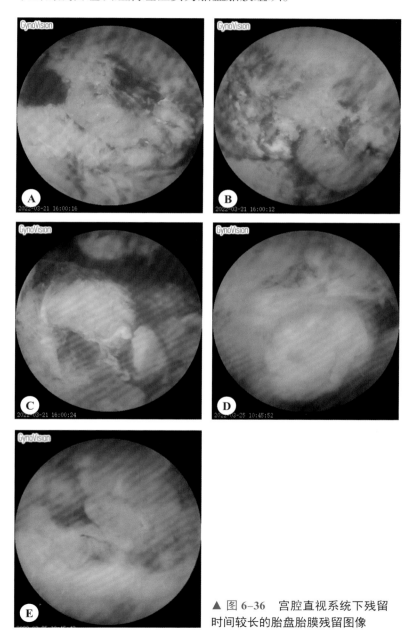

▲ 图 6–36　宫腔直视系统下残留时间较长的胎盘胎膜残留图像

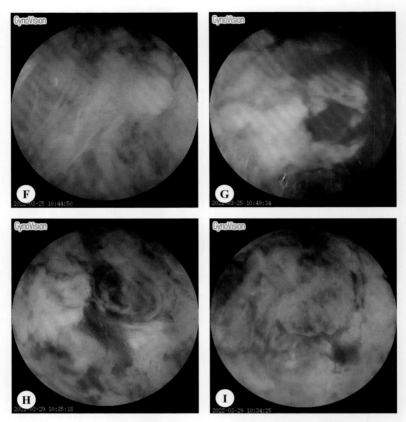

▲ 图 6-36（续） 宫腔直视系统下残留时间较长的胎盘胎膜残留图像

### （二）宫腔镜下胎盘胎膜残留征象

产后胎盘胎膜残留患者宫腔镜检查发现，宫腔内存在一些暗红色或橙黄色、暗黄色的团块状组织（图 6-37）。取出的残留组织经病理证实为胎盘胎膜组织。

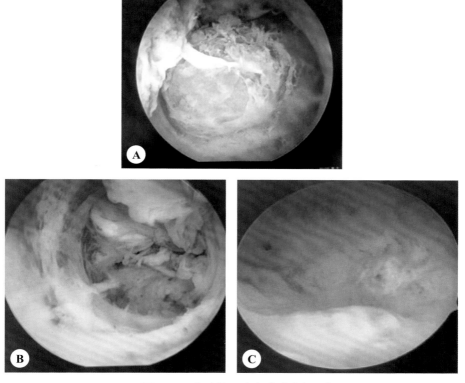

▲ 图 6-37 宫腔镜下胎盘胎膜残留图像

## 四、妊娠合并生殖道畸形

（一）生殖道畸形定义及分类

生殖道畸形是女性生殖道在副中肾管或苗勒管分化发育、融合、吸收过程中受到内源性或外源性因素引起的生殖道发育异常，发病率为4%～7%。

依据 2013 年欧洲人类生殖和胚胎学协会（ESHRE）/ 欧洲妇科内镜协会（ESGE）共识并结合中国专家共识，子宫畸形分为 7 个主型（图 6-38）：① $U_0$ 型为正常子宫；② $U_1$ 型为宫腔形态异常的畸形子宫，其亚型包括 $U_{1a}$ 型（T 形子宫）、$U_{1b}$ 型（幼稚型子宫）、$U_{1c}$ 型（其他类型子宫）；③ $U_2$ 型为

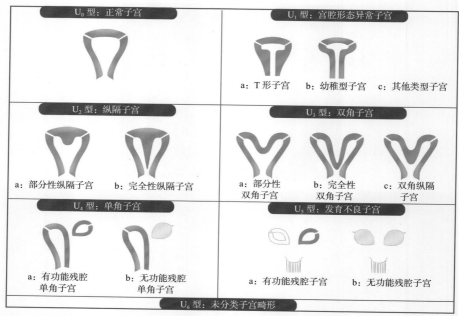

▲ 图 6-38　子宫畸形分类示意

纵隔子宫，亚型包括 $U_{2a}$ 型（部分性纵隔子宫）、$U_{2b}$ 型（完全性纵隔子宫）；④ $U_3$ 型为双角子宫，亚型包括 $U_{3a}$ 型（部分性双角子宫）、$U_{3b}$ 型（完全性双角子宫）、$U_{3c}$ 型（双角纵隔子宫）；⑤ $U_4$ 型为单角子宫，亚型包括 $U_{4a}$ 型（有功能残腔单角子宫）、$U_{4b}$ 型（无功能残腔单角子宫）；⑥ $U_5$ 型为发育不良子宫，亚型包括 $U_{5a}$ 型（有功能残腔子宫）、$U_{5b}$ 型（无功能残腔子宫）；⑦ $U_6$ 型为未分类子宫畸形。

（二）生殖道畸形对妊娠的影响

生殖道畸形合并妊娠并不罕见，发生率约为 0.1%，生殖道畸形的类型及严重程度与妊娠并发症或不良妊娠结局密切相关，包括不孕、反复流产、早产、胎位异常、胎儿宫内生长受限甚至胎儿畸形、梗阻性难产等。如果患者未行孕前检查，极容易漏诊。故对有反复流产、早产或者痛经、不孕、性交困难等病史的患者，需要特别注意是否合并生殖道畸形。临床上以子宫畸形最常见，对生育的影响明显。

**1. 不孕**

先天性无阴道、无子宫或始基子宫、卵巢及输卵管发育异常等均会影响患者受孕。处女膜闭锁或完全性阴道横隔或斜隔经过手术治疗后可获得受孕机会，此类患者常合并盆腔子宫内膜异位症及盆腔炎性疾病，需积极手术治疗。

**2. 流产、早产**

因发育异常的子宫在妊娠后供血不足或蜕膜形成不良、宫腔狭小及宫颈发育不良等，造成流产及早产。

**3. 产科并发症**

残角子宫妊娠容易发生子宫破裂，危及生命；双子宫由于宫腔异常，在孕中晚期发生前置胎盘及胎盘早剥、胎膜早破等并发症风险增加。胎儿宫内生长受限、胎儿宫内窘迫、死胎、死产、新生儿窒息等风险增加。由于子宫收缩欠佳，临产后容易发生子宫收缩乏力、产程延长、梗阻性难产，甚至子宫破裂，剖宫产及产后出血概率明显增加。

**4. 生殖道畸形与计划生育手术**

生殖道畸形术前若未明确诊断，人工流产易发生器械进入宫颈或宫腔困难、造成孕囊漏吸或组织残留，严重者还可能发生子宫穿孔、术中术后大出血等并发症。如术中发现生殖道存在畸形，需仔细鉴别，行 B 超或腹腔镜监测，避免造成不必要的损伤。

（三）妊娠合并生殖道畸形治疗

根据生殖道畸形类型和对妊娠影响采取不同的治疗方式。部分生殖道畸形患者可自然受孕，如不影响正常受孕及妊娠，可不进行治疗。而大部分生殖道畸形的患者需采用手术治疗，其治疗原则为解除生殖道梗阻并恢复解剖、促进生育，避免反复流产，提高生命质量，如同时存在泌尿道畸形，根据病情需要进行矫治。

**1. 外阴畸形**

包括处女膜闭锁、微孔处女膜、小阴唇融合等，采取处女膜切开术、小阴唇分离或其他外阴畸形矫正术。

**2. 阴道畸形**

阴道横隔、纵隔或斜隔根据完全性或不完全性酌情行切开术。先天性无阴道患者如有性生活要求，可用模具在发育较好的外阴舟状窝顶压成形阴道，或行人工阴道成形术。

**3. 子宫畸形**

不同子宫畸形类型采取不同手术治疗方式，如单角子宫无须手术治疗，残角子宫需手术切除。子宫纵隔如存在复发性流产或不孕患者行宫腔镜下子宫纵隔切除术。

（四）妊娠合并生殖道畸形注意事项

重视婚前检查、孕前检查及产前检查，详细的病史询问和细致的妇科检查，必要时行阴道三维超声、盆腔 MRI 及子宫输卵管造影等检查明确诊断，对存在反复流产、早产或者痛经、不孕、性交困难等病史患者，需要特别注意是否合并生殖道畸形，因生殖道畸形常合并泌尿系统畸形，故特别注意同时行泌尿系统检查。一旦发现生殖道畸形，积极评估是否继续妊娠，并积极采取措施，防治并发症，保证母婴安全。对已经明确的畸形子宫妊娠者加强孕产期检查及严密的产程观察，充分评估是否具备阴道分娩的条件，加强母胎监护，选择适当的分娩方式，保障母婴安全。如无法继续妊娠者，采取适当的终止妊娠方式。

# 参考文献

[1] Acién P, Acién M.The presentation and management of complex female genital malformations[J].Hum Reprod Update, 2016, 22(1):48–69.

[2] Grimbizis GF, Gordts S, Di Spiezio Sardo A, et al.The ESHRE/ESGE consensus on the classification of female genital tract congenital anomalies[J]. Hum Reprod, 2013, 28(8):2032–2044.

[3] Di Spiezio Sardo A, Campo R, Gordts S, et al.The comprehensiveness of the ESHRE/ESGE classification of female genital tract congenital anomalies:a systematic review of cases not

classified by the AFS system[J].Hum Reprod, 2015, 30(5):1046–1058.

[4]　Grimbizis GF, Di Spiezio Sardo A, Saravelos SH, et al.The Thessaloniki ESHRE/ESGE consensus on diagnosis of female genital anomalies[J].Hum Reprod, 2016, 31(1):2–7.

[5]　中华医学会妇产科学分会 . 关于女性生殖器官畸形统一命名和定义的中国专家共识 [J]. 中华妇产科杂志 , 2015, 50(9):648–651.

[6]　中国医师协会妇产科医师分会女性生殖道畸形学组 . 梗阻性子宫阴道发育异常诊治的中国专家共识 [J]. 中华妇产科杂志 , 2021, 56(11):746–752.

[7]　Grimbizis GF, Campo R.Congenital malformations of the female genital tract: the need for a new classification system[J].Fertil Steril, 2010, 94(2):401–407.

[8]　Mikos T, Gordts S, Grimbizis GF. Current knowledge about the management of congenital cervical malformations: a literature review[J]. Fertil Steril, 2020, 113(4):723–732.

[9]　Holmes JA.Congenital abnormalities of the uterus and pregnancy[J]. Br Med J, 1956, 1(4976):1144–1147.

[10]　Underwood PG, Bauer J, Huguelet P, et al.Delayed diagnosis of microperforate hymen leading to urethral dilation secondary to coital activity[J]. Obstet Gynecol, 2019, 133(3):503–505.

[11]　Acién P, Acién M.Diagnostic imaging and cataloguing of female genital malformations[J]. Insights Imaging, 2016, 7(5):713–726.

[12]　杨洁 , 郎景和 , 朱兰 . 先天性子宫颈发育异常及其手术治疗新进展 [J]. 中华妇产科杂志 , 2012, 47(10):793–796.

[13]　谢梅青 , 马婷婷 . 生殖道畸形及人工流产手术 [J]. 中国实用妇科与产科杂志 , 2012, 28(9):645–648.

[14]　Turocy JM, Rackow BW.Uterine factor in recurrent pregnancy loss[J].Semin Perinatol, 2019, 43(2):74–79.

[15]　Ludwin A, Ludwin I, Banas T, et al.Diagnostic accuracy of sonohysterography, hysterosalpingography and diagnostic hysteroscopy in diagnosis of arcuate, septate and bicornuate uterus[J]. J Obstet Gynaecol Res, 2011, 37(3):178–186.

# 第7章 应用宫腔直视人工流产手术系统所见的宫内节育器

## 一、宫内节育器在中国的应用与发展

现代宫内节育器（intrauterine device，IUD）是由古代的避孕器发展而来，古代阿拉伯人和土耳其人在骆驼的子宫内放入小石子来防止骆驼在沙漠途中受孕。1958年《中华妇产科杂志》介绍了我国的"避孕环"，同期江俊孙报道了500例应用格氏环1～15年的临床结果，介绍了放置器械、手术步骤、注意事项和不良反应，并探讨了避孕机制。报道中的带器妊娠率为4.5%，脱落率为14.1%。1960年开始全国推广IUD，并对IUD进行了大量的临床系列研究，以探讨放置时间、放置期限、不良反应防治、避孕机制及长期安全性等问题。近年来，我国使用Cu-IUD的女性人群仍然庞大，2019年IUD使用者超过1亿，约占世界使用总数的2/3。近60年来IUD得到发展和改进，尽管仍有很少的带器妊娠、脱落、出血、疼痛和长期安全性等问题，但其安全、有效、简便、经济、不影响性生活、可逆等优势已得到公认，并在世界范围内占有重要地位。目前我国共计有31个Cu-IUD产品的医疗器械注册证书在有效期内，其中包括3个宫腔形IUD、3个圆形或O形IUD、3个V形IUD、3个γ形IUD、5个T形IUD、5个M形IUD、1个Y形IUD、5个无支架固定式IUD、3个其他形状IUD。

## 二、宫内节育器的分类

### （一）按材料的性能分类

可分为惰性和活性IUD。惰性IUD是用惰性材料制成的，如不锈钢、金、银、塑料、尼龙、橡胶、硅橡胶等材料，其物理化学性能稳定，不释放活性物质，与人体组织相容性较好，可长期置留体内。惰性 IUD 因其避孕效果不理想，已于 1993 年被世界卫生组织（WHO）宣布淘汰。活性 IUD 是在惰性 IUD 上带有活性物质，如金属网（铜、锌等）、药物（类固醇激素、吲哚美辛等）或两者皆有。通过释放这些活性物质，以提高避孕效果或减少不良反应。

**1. 含铜 IUD**

以惰性 IUD 为载体（支架），加铜丝或铜套，置入宫腔后能释放铜离子，通过加重子宫内膜的炎性反应，干扰子宫内膜的酶系统，增加子宫肌的收缩，改变宫颈黏液的生化组成等途径，提高避孕效果。但是与此同时，放置后月经量增加、不规则出血的不良反应比较明显。含铜 IUD 是活性 IUD 中最常用的一类，具有不同铜表面积、不同形态和材料。

**2. 含铜和吲哚美辛 IUD**

IUD 引起的出血与前列腺素有关，吲哚美辛 IUD 中所含的吲哚美辛为前列腺素合成酶抑制药。研究发现吲哚美辛 IUD 可以改善放置 IUD 后所致月经量增加的不良反应。放置吲哚美辛 IUD 1 年内，可使经血量明显减少，降低经期延长和不规则出血的发生率。

**3. 含类固醇激素 IUD**

含类固醇激素 IUD 以含孕激素为主，含孕激素的 IUD 又称为释放孕激素的宫内节育系统（intrauterine system，IUS）。其通过使子宫内膜局部改变、宫颈黏液变稠不利于精子穿透、部分抑制排卵等综合环节而达到避孕目的。IUD 呈 T 形，有尾丝。纵臂上包裹硅橡胶囊，囊中含左炔诺孕酮（Levonorgestrel，LNG）52mg，置入宫腔后每天恒定释放 20ug，放置 1～5 年妊娠率低（1 年和 5 年妊娠率分别为 0.2/100 妇女·年和 1.1/100 妇女·年），避孕有效期为 5 年。同时，由于 LNG-IUS 使子宫内膜明显萎缩，可治疗月经过多、痛经、内膜异位症等妇科疾病，常在放置早期出现不规则点滴出血，部分患者可出现闭经。X 线下 IUS 图像见图 7-1，超声系统下 IUS 图像见图 7-2，宫腔直视系统下 IUS 尾丝图像见图 7-3。

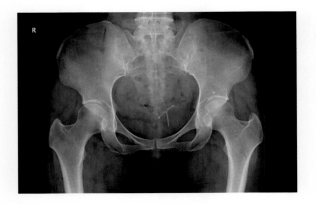

◀ 图 7-1　X 线下 IUS 图像

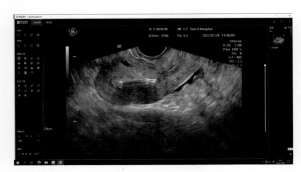

◀ 图 7-2　超声系统下 IUS 图像

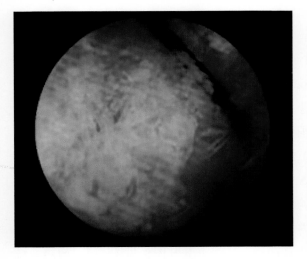

◀ 图 7-3　宫腔直视系统下 IUS 尾丝图像

### （二）按形态或构型分类

可分为封闭式和开放式两类。封闭式主要有圆形、圆宫形、宫形、V形等，四周封闭而中间留有空隙。开放式有 T 形、γ 形、M 形等。

## 三、我国临床常用宫内节育器

### （一）圆环形 IUD 类

1960 年全国推广金属单环，由不锈钢丝绕成螺旋簧，两端对接成环形而成。曾经被亿万女性使用，并经长期系列研究，证明其安全、长效、不良反应小。系统研究子宫内膜的病理变化，不仅提供很多关于避孕机制的研究基础，还说明不锈钢材料长期应用未发现有致癌的作用，并经定期检验可长期放置达 15～20 年以上，质量无明显变化。但金属环的带器妊娠率和脱落率较高。经不断改进，目前常用的有以下两种。

**1. 含铜高支撑力环**

增加不锈钢丝的直径，从而增加环的支撑力，减少近一半的脱落率。在螺旋腔内置入铜丝，铜表面积为 200mm$^2$，明显降低妊娠率，可长期放置。目前推荐使用年限为 8～10 年。

**2. 药铜环 165**

由高支撑力金属单环发展而来，在螺旋腔内交替置入铜丝簧和吲哚美辛硅橡胶条。出血反应小，呈闭合性，不容易嵌顿，可长期放置，放置 1 年脱落率为 4% 左右[8]。X 线下圆形 IUD 图像见图 7-4，超声系统下圆形 IUD 图像见图 7-5，宫腔直视系统下圆形 IUD 图像见图 7-6。

### （二）宫形 IUD 类

由金属单环经热处理设计成宫腔形态，宫形 IUD 在不锈钢丝螺旋腔内平均置入表面积分别为 200mm$^2$ 或 300mm$^2$ 铜丝簧管，宫形含铜 IUD 在铜的基础上加了吲哚美辛。更加适合宫腔形态，减少脱落率，妊娠率低，可长期放置。目前推荐使用年限为 8～10 年。X 线下宫形 IUD 图像见图 7-7，

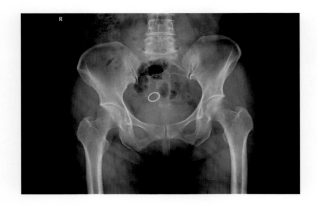

◀ 图 7-4　X 线下圆形 IUD 图像

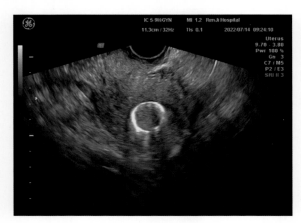

◀ 图 7-5　超声系统下圆形 IUD 图像

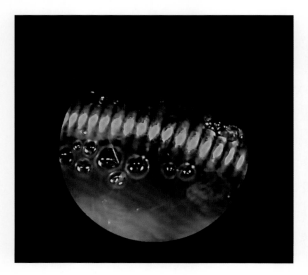

◀ 图 7-6　宫腔直视系统下圆形 IUD 图像

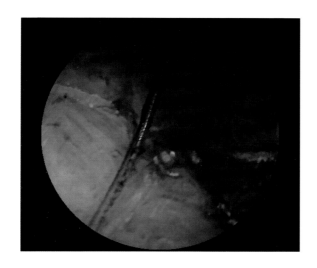

◀ 图 7–12　宫腔直视下 T 形 IUD 图像

**2. TCu 380A**

　　纵臂末端呈小球形，横臂上有 2 个铜套，纵臂上绕有铜丝，铜表面积为 380mm$^2$。TCu 380A 妊娠率＜1.0/100 妇女·年，带器异位妊娠发生率低。TCu 380A 与 TCu 220C 比较，1 年妊娠率低（分别为 0.3/100 妇女·年、0.8/100 妇女·年），1 年、8 年、10 年累积妊娠率持续低于 TCu 220C，脱落率和因症取出率无统计学差异。

**（四）γ 形 IUD 类**

　　γ 形 IUD 记忆合金型：内层为记忆合金 γ 形支架，支架外绕有铜丝，含铜表面积为 380mm$^2$，吲哚美辛含量为 25mg。由于记忆合金支架遇冷能变柔软，放置容易，遇体温即能恢复原有形态，并保持不变，因而不易脱落。效果与活性 γ 形 IUD 相似。X 线下 γ 形 IUD 图像见图 7–13，超声系统下 γ 形 IUD 图像见图 7–14，宫腔直视系统下 γ 形 IUD 图像见图 7–15。

**（五）伞状形 IUD 类**

　　母体乐铜环，聚乙烯支架，呈伞平面状，两弧形臂外侧各有 5 个小齿，具有可塑性。纵臂上绕有铜丝，铜表面积为 250mm$^2$ 或 375mm$^2$，有尾丝。由于支架两臂柔软下垂，对宫腔的支撑力较小，疼痛不良反应比 T 形环少，

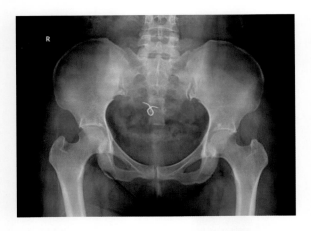

◀ 图 7-13　X 线下 γ 形 IUD
图像

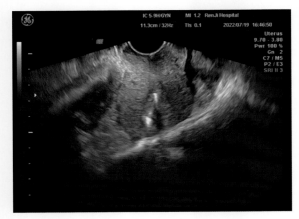

◀ 图 7-14　超声系统下 γ 形
IUD 图像

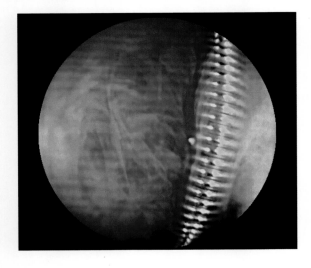

◀ 图 7-15　宫腔直视系统下
γ 形 IUD 图像

脱落率略高。可放置 5～8 年。X 线下母体乐环图像见图 7-16，超声系统下母体乐环图像见图 7-17，宫腔直视系统下母体乐环图像见图 7-18。

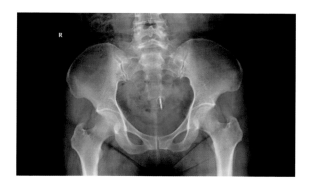

◀ 图 7-16　X 线下母体乐环图像

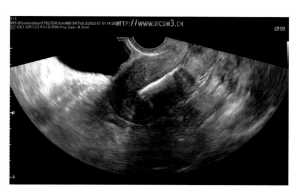

◀ 图 7-17　超声系统下母体乐环图像

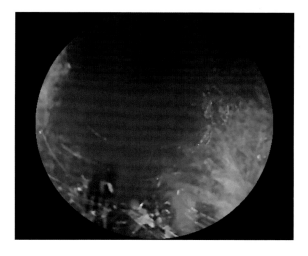

◀ 图 7-18　宫腔直视系统下母体乐环图像

（六）爱母环（MYCu IUD）

MYCu IUD 以镍钛记忆合金制成的弓形结构，铜粒固定在处于两子宫角的弓臂顶端，铜表面积为 120~225mm$^2$，也有型号含吲哚美辛 25mg，镍钛记忆合金丝 0.48mm，无尾丝。此种 IUD 的铜表面积虽低于平均标准，但由于铜粒处于输卵管口，理论上预期通过铜在局部形成的高浓度区，达到有效的抗生育作用。X 线下爱母环图像见图 7-19，超声系统下爱母环图像见图 7-20，宫腔直视系统下爱母环图像见图 7-21。

（七）无支架 IUD（商品名吉妮柔适、吉妮致美）

由一根非降解聚丙烯手术线串联 6 颗长细小铜套组成，铜表面积为 330mm$^2$，吉妮致美增加含 20mg 吲哚美辛的硅橡胶棒，具有无支架、结构可屈曲及固定性等特点。随环有放置针将线结带入并固定于宫底肌层内，

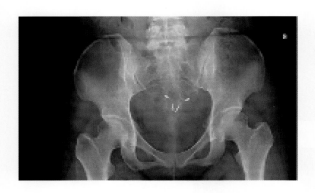

◀ 图 7-19　X 线下爱母环图像

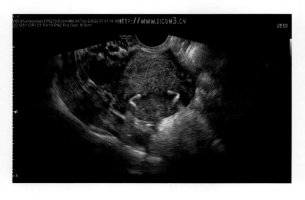

◀ 图 7-20　超声系统下爱母环图像

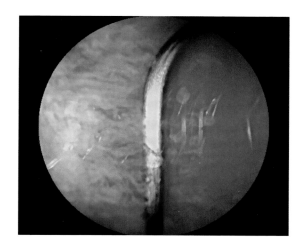

◀ 图 7-21 宫腔直视系统下爱母环图像

对放置技术要求较高。由于无支架，除固定处外环在宫腔游离，对子宫内膜的压迫损伤少，可放置 5～8 年。X 线下吉妮环图像见图 7-22，超声系统下吉妮环图像见图 7-23，宫腔直视系统下吉妮环图像见图 7-24。

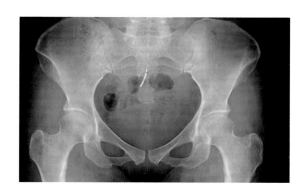

◀ 图 7-22 **X 线下吉妮环图像**

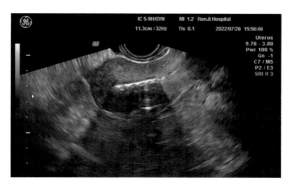

◀ 图 7-23 超声系统下吉妮环图像

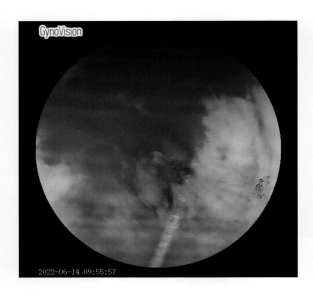

◀ 图 7-24　宫腔直视系统下吉妮环图像

## （八）V 形 IUD

**1. VCu 200**

为我国研制较早的含铜 IUD，目前已无放置，取出较多。以高导无氧铜丝和硅橡胶管制成，铜表面积为 $200mm^2$，有尾丝。材质柔软，脱落率低，因取出较多，目前在临床上已未放置。

**2. VCu 280（官乐™）**

外形和结构与 VCu 200 相似。于两横臂、斜边和平行的纵臂上各绕有一段铜丝，表面积为 $280mm^2$，有尾线。X 线下 V 铜环图像见图 7-25，超声系统下 V 铜环图像见图 7-26，宫腔直视系统下 V 铜环图像见图 7-27。

## 四、宫内节育器的并发症

### （一）宫内节育器异位

凡宫内节育器部分或完全嵌入子宫肌层，或异位于腹腔、阔韧带者，称为宫内节育器异位。节育器异位示意见图 7-28。

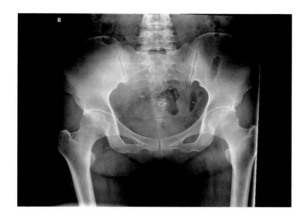

◀ 图 7-25　X 线下 V 铜环图像

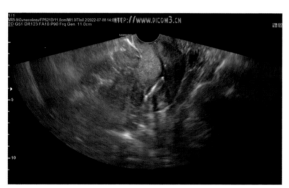

◀ 图 7-26　超声系统下 V 铜环图像

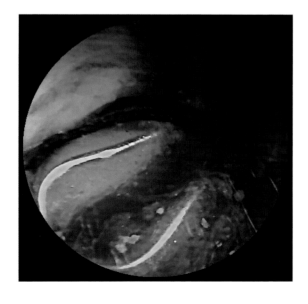

◀ 图 7-27　宫腔直视系统下 V 铜环图像

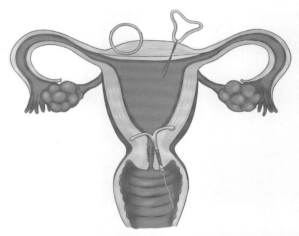

▲ 图 7-28　节育器异位示意

**1. 分类**

(1) 部分异位，IUD 部分嵌顿入子宫肌层。

(2) 完全异位，IUD 全部嵌顿入肌层。

(3) 子宫外异位，IUD 已在子宫外，处在盆腔、腹腔中。

**2. 临床表现**

(1) 一般无症状，多数在随访或取器时，或带器妊娠时才发现。

(2) 有症状者与异位的部位有关，如嵌顿部位较低靠近宫颈者，往往有腰骶部酸胀；节育器异位伴有断裂者可刺激子宫肌层或邻近脏器而产生疼痛；有尾丝的节育器，可有尾丝消失或牵拉时阻力大，伴有牵引痛；曾有放器时突然出现腹部锐痛的病史；异位在直肠子宫陷凹或子宫表面的节育器，有时在阴道双合诊或三合诊检查时在该处可扪及异物感或突出感；部分患者有腰骶部酸痛、下腹坠胀不适或有不规则阴道流血。如果异位于腹腔，可伤及肠管、膀胱等组织并造成粘连，可引起相应的刺激症状和体征。

(3) 在取 IUD 术前 X 线检查时，盆腔内有 IUD，而在取 IUD 时，探查子宫腔内无 IUD 异物感；或取器时可触及 IUD，但取出有困难；或能钩到，但向外牵引时阻力较大，应怀疑宫内节育器异位。

**3. 诊断**

(1) 病史询问：重点详细询问放器时间，IUD 类型和大小，放置顺利程度，放置时有无腹痛，置器后有无腹痛、发热、腰骶坠痛，有无带器妊娠，有无取器困难等病史。

(2) 妇科检查

① 窥视：如有尾丝的 IUD，发现宫颈口未见尾丝需考虑 IUD 异位。

② 妇科双合诊：检查盆腔有无包块，子宫直肠陷凹、前后穹窿处有无压痛及异物感，子宫大小、形态、有无压痛等。

(3) 辅助检查

① B 型超声检查：能较好定位 IUD 的情况。B 超可通过 IUD 与子宫内膜、子宫肌层、子宫浆膜层的关系，来判断是否有 IUD 异位可能。

② 放射线检查：X 线下腹部摄片，可了解 IUD 在盆腔的位置，但是无法了解 IUD 与子宫及盆腔脏器的位置关系。但其可在取环术后了解是否有金属 IUD 的残留。

③腹腔镜和宫腔镜检查：能直接观察、检查 IUD 情况。

**4. 处理**

发现 IUD 异位，特别是 IUD 异位于腹腔，无论有无症状，均应及早取出。根据异位的部位不同，可以采取以下取器方法。

(1) 经阴道取出：若 IUD 嵌入肌层较浅，可用刮匙轻轻刮去内膜，然后从阴道内取出。嵌入肌层稍深但未突破浆膜层的金属环，可钩住 IUD 下缘轻拉至宫口，剪断拉直后抽出。对于取出困难者，切勿盲目用力牵拉，可在 B 超监护下进行。目前，较多的是在宫腔镜直视下取器，大部分嵌入肌层的 IUD 不能松动者，不宜经阴道取器。

(2) 经阴道后穹窿切开取出：节育器异位于子宫直肠凹时，可切开后穹窿取出。

(3) 腹腔镜下取出：IUD 异位于腹腔内，并估计无粘连或轻度粘连，可在腹腔镜直视下取出。此方法既简单又安全，术后恢复快，并发症少。

(4) 剖腹探查：大部分或全部嵌入肌层，按上述方法取出有困难者，应剖腹取器。如穿孔部位有严重感染，或年龄较大伴有其他妇科疾患（如子宫肌瘤等），可考虑子宫切除术。如 IUD 已穿入肠管内或膀胱内，剖腹探查后取出 IUD，并作损伤脏器修补。

（二）带器妊娠

根据放置后 1 年的妊娠率，国际上将 IUD 分为三类。第一类的妊娠率为 2%～3%，第二类的妊娠率为 1%～2%，第三类的妊娠率≤1%。我国人口和计划生育委员会宫内节育器指导委员会（1995 年）讨论优选 IUD 的标准定为：放置 1 年时妊娠率≤2%，放置 2 年时妊娠率≤3%。

（三）带器异位妊娠

据庄留琪等于 1993 年报道，放置 IUD 后进行定期随访达 5 年以上的各种 IUD，其带器异位妊娠率为（0.34～1.02）/1000 妇女·年，与 WHO 和 Franks 等报道相似，低于未避孕女性的 2.6/1000 妇女·年。张倬敏等（1994 年）进行的北京地区异位妊娠发病率调查中，带器异位妊娠发生率为 0.65/1000 妇女·年，同期未采用避孕措施的女性异位妊娠发生率为 1.80/1000 妇女·年。尽管不同种类 IUD 的异位妊娠发生率有所不同，但总体来说，TCu 380A 与 MLCu375 IUD 由于铜表面积较大，异位妊娠发生率最低。这个结果提示宫腔内、输卵管内铜离子浓度增高，不仅有效阻止了宫内妊娠，同时对异位妊娠也起到重要预防作用。

（四）宫腔直视下取出宫内节育器的手术步骤

**1. 术前准备**

手术前应先进行必要的检查明确诊断，包括妇科 B 超、腹部 X 线等检查，确定节育器的位置、形状、是否脱落、嵌顿等。即使经过这一系列检查，也有取环困难或取环失败的可能。特别是节育器异位，偏于一侧宫角，甚至完全埋藏在子宫肌壁内；一些非金属材质的节育环，手术时触及困难，常误以为节育环已脱落；特殊位置的节育环，虽然可在超声引导下进行取环，但由于二维平面的超声引导很难体现三维节育环的具体情况，导致取环困难。可视流产吸引手术系统可以直视宫内节育器，对于带器妊娠的诊断更为精确，对于手术经验少的年轻医师是很好的辅助手段。

**2. 手术方法**

常规扩张宫颈后，置入一次性可视吸引管，首先观察宫颈管 – 宫腔 – 宫角，带器妊娠常合并宫内节育器移位。如宫内节育器下移至宫颈或子宫下段，一次性可视吸引管进入宫腔后一般先看见 IUD 图像（图 7–29），确定节育器位置、形状和孕囊的关系后，可先退出吸引管，使用宫腔异物钳或者取环钩先行取出节育器，然后常规使用宫腔直视人工流产手术系统进行人工流产术。节育器取出后应先检查节育器是否完整，如有缺失，再使用一次性可视吸引管检查有无 IUD 残留及残留部位，如有残留，重复上述动作，直到完全取出为止。一次性可视吸引管因不膨宫，只能看见节育器的局部，如有可疑嵌顿，建议不要暴力取出，后续可择期行宫腔镜下取出。

**3. 其他**

如进入宫腔后未找到节育器，只看到孕囊（图 7–29），也可先使用宫腔直视人工流产手术系统进行可视流产吸引手术，再按照先宫颈后宫腔、宫角的顺序，检查宫腔内是否有宫内节育器，以及确定其位置。若发现宫内节育器，按照上述方法取出。宫腔镜下节育器嵌顿图像见图 7–30。

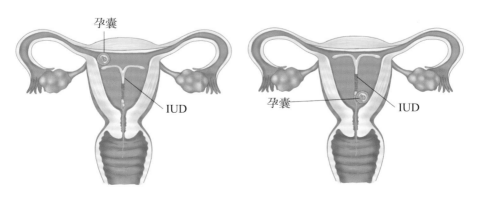

▲ 图 7–29　宫内节育器位置示意

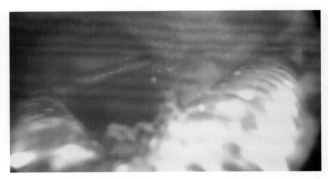

▲ 图 7-30　宫腔镜下节育器嵌顿图像

视频 7-1　宫腔直视人工流产手术系统下圆形 IUD

视频 7-2　宫腔直视人工流产手术系统下宫形 IUD

视频 7-3　宫腔直视人工流产手术系统下 T 形 IUD

视频 7-4　宫腔直视人工流产手术系统下 γ 形 IUD

视频 7-5　宫腔直视人工流产手术系统下母体乐环

视频 7-6　宫腔直视人工流产手术系统下爱母环

视频 7-7　宫腔直视人工流产手术系统下吉妮环

## 参 考 文 献

[1] Perkin GW.Intrauterine contraception[J].Can Med Assoc J, 1966, 94(9):431-436.

[2] Margulies L.History of intrauterine devices[J].Bull N Y Acad Med, 1975, 51(5): 662-667.

[3] 中华医学会计划生育学分会 . 宫内节育器临床研究设计与统计分析专家共识 [J]. 中华生殖与避孕杂志 , 2019, 39(12):957-962.

[4] 刘文博 , 赵燕 , 史新立 , 等 . 中国现行注册的含铜宫内节育器及其性能评价项目 [J]. 中华生殖与避孕杂志 , 2021, 41(8):694-701.

[5] 程利南 , 车焱 . 现代计划生育学 [M]. 上海 : 复旦大学出版社 , 2014.

[6] 崔满华 , 安启哲 . 宫内节育器的避孕原理 [J]. 中国实用妇科与产科杂志 , 1995, 11(4):209-210.

[7] 吴尚纯 . 宫内节育器的安全性研究 [J]. 实用妇产科杂志 , 2014, 30(7):483-485.

[8] 曹泽毅 . 中华妇产科学（上、下册）[M]. 2 版 . 北京 : 人民卫生出版社 , 2006：2659.

[9] 国家人口计生委科技司 . 12 万例宫内节育器避孕效果调查报告 [J]. 中国计划生育学杂志 , 2007, (3):132–136.

[10] 孙亦彬 . 宫内节育器综述 [J]. 生殖医学杂志 , 2001, 10(6):338–343.

# 第 8 章 应用宫腔直视人工流产手术系统进行的人工终止妊娠

## 一、负压吸引术

**1. 手术适应证**

(1) 妊娠在 10 周以内，自愿要求终止妊娠，特别适用稽留流产、组织物残留机化、瘢痕子宫、子宫畸形等高危妊娠手术，且无禁忌证者。

(2) 因某种疾病（包括遗传性疾病）不宜继续妊娠者。

**2. 手术禁忌证**

(1) 各种疾病的急性期阶段。

(2) 生殖器炎症未经治疗。

(3) 全身健康状况不良，不能耐受手术。

(4) 术前 2 次（间隔 4h）测量体温均为 37.5℃以上，暂缓手术。

**3. 手术前准备**

(1) 术前咨询，解除患者顾虑。告知手术风险、宫腔可视人工流产的优缺点，与受术者签署手术同意书。

(2) 详细询问病史、月经生育史及避孕史，特别注意高危情况。

(3) 测量体温、血压，行心、肺、妇科检查。

(4) 尿妊娠试验或血 HCG 检查、阴道分泌物常规检查。

(5) 血常规、乙型肝炎病毒表面抗原以及丙型肝炎病毒抗体、人类免疫缺陷病毒抗体、梅毒血清特异性抗体检测。

(6) 凝血检查（必要时）。

(7) 心电图和妇科超声检查。

(8) 根据病史和体检提示所涉及的相关检查。

(9) 术前排空膀胱。

(10) 常规进行宫腔操作前宫颈预处理，推荐对无禁忌证者给予米索前列醇 400μg，流产前 1h 舌下含服或流产前 3h 阴道放置。

(11) 术前预防性使用抗生素（详见第 9 章）。

**4. 手术器械准备**

(1) 人工流产包。

(2) 负压电动吸引器。

(3) 宫腔直视人工流产手术系统。

(4) 一次性可视吸引管。

**5. 手术步骤**

(1) 进入宫腔直视人工流产手术系统软件，确认患者信息正确。

(2) 术者穿手术用衣裤，戴帽子、口罩。常规刷手并戴无菌袖套及手套，整理手术器械。

(3) 患者排空膀胱，取膀胱截石位。常规消毒外阴及阴道，垫治疗巾、套腿套、铺孔巾。

(4) 核查子宫位置、大小、倾屈度及附件情况，更换无菌手套。

(5) 放置阴道窥器扩张阴道，暴露子宫颈，0.5% 碘伏消毒宫颈、阴道穹隆及子宫颈管，用宫颈钳钳夹宫颈前唇或后唇，用探针依子宫方向探测宫腔深度及子宫位置，逐号扩张宫口（扩大程度比所用一次性可视吸引管大 0.5~1 号），如宫颈内口扩张困难应避免强行扩张。若子宫前倾前屈 / 后倾后屈较为明显，可手法或利用扩宫棒进行子宫位置的矫正。一次性可视吸引管进入宫颈外口后，根据宫颈黏膜的状态，在显示器中观察宫颈口延伸的趋势，一次性可视吸引管顺势进入宫腔。特别注意多次剖宫产病史的患者，可能大部分子宫下段粘连于腹壁上，因此一次性可视吸引管通过宫颈内口后，可抬高其手柄，让一次性可视吸引管向脊柱方向进入宫腔。注意切勿暴力进入一次性可视吸引管，避免子宫穿孔。

(6) 根据孕周及宫腔深度，选择一次性可视吸引管（6~8 号）及负压。6~7 周的人工流产手术建议使用 6 号一次性可视吸引管，8~10 周的人工流产手术建议使用 7 号一次性可视吸引管。连接一次性可视吸引管，检查图像是否正常，连接负压吸引器（负压 400~500mmHg）。

(7) 胎囊定位：一次性可视吸引管缓慢进入宫腔，达宫底后后退 1cm，360° 旋转镜头观察宫腔情况，依次后退 1cm 并再次 360° 旋转镜头观察宫腔情况，如此操作直至接近宫颈内口，确定胎囊位置。

(8) 定点吸引：在一次性可视吸引管直视下对胎囊附着处子宫壁进行负压定点吸引，按孕周及宫腔大小给予负压（控制在 400～500mmHg），按顺时针方向吸引 1～2 周。观察监视器有组织流动画面，连接管有组织、血液等吸出，感到宫壁粗糙，提示组织吸尽，折叠橡皮管取出一次性可视吸引管（不可带负压进出宫颈口）。因可视探头前部负压较低，建议对子宫双侧宫角部位应用 5～6 号传统吸管吸引 2 周。

(9) 检查宫腔是否吸净：吸出孕囊后，清理宫腔及两侧宫角蜕膜组织。再次进入宫腔，观察宫腔是否吸净。因宫腔直视人工流产手术在非膨宫状态下进行，应特别注意宫底及两侧宫角的检查，如有残留的蜕膜可进行定点吸引。

临床上检查是否存在残留可将一次性可视吸引管沿两侧宫角方向进入，探查到两侧宫角后，缓慢后撤可视探头，此时可见子宫侧壁及前后壁聚拢，同时观察是否存在妊娠组织残留。宫腔内探查时先进入到一侧宫角，从左向右或从右向左探查宫底是否存在组织残留，随后将一次性可视吸引管放置于宫底正中部位，后撤探头同时旋转 360° 观察子宫前后壁是否存在组织残留。因宫腔直视人工流产手术为非膨宫状态操作，术后宫腔内可放置透明质酸钠，在预防宫腔粘连的同时，可起一部分的膨宫作用，再次置入一次性可视吸引管可充分全面地观察宫腔情况，以降低术后残留率。

(10) 手术结束前相关处理：术后内膜呈粉红色细纤维状，散在细微出血点；子宫角部正中深红色，血管汇聚，两侧宫角内膜向下流动形成漏斗状，有时可见输卵管开口（图 8-1）。如需放置宫内节育器，可按常规操作。

手术结束前将吸出物过滤，核查吸出胎囊大小及是否完整，绒毛组织性状，并测量出血及组织物的容量。如未见绒毛，送病理检查并进一步处理。

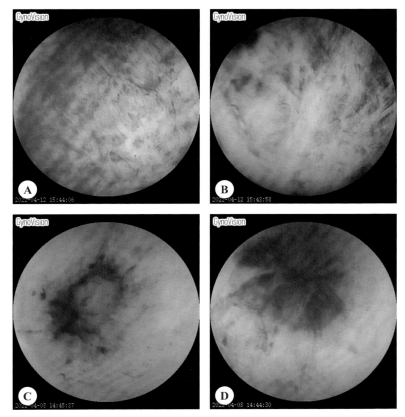

▲ 图 8-1　宫腔直视系统下术后宫腔形态图像

　A. 胚泡着床处术后子宫壁；B. 其余部位术后子宫壁；C 和 D. 术后两侧宫角

**6. 术中注意事项**

(1) 供人工流产专用的电动吸引器，必须设有安全阀和负压储备装置，不得直接使用一般的电动吸引器，以防发生意外。

(2) 不可带负压进出宫颈口，如吸引负压较大，吸管将宫壁吸住，应解除负压（打开吸管的通气口或将吸管与所连接的负压管分离）。也可应用装有减压装置的吸引器。

(3) 吸引时先吸孕卵着床部位，可减少出血。

(4) 对高危妊娠孕妇，应在病历上标注高危标识。术前向家属及患者说明手术难度及可能发生的并发症。将该手术作为重点手术对待，由有经验的医师承担。疑难高危手术应在区（县）以上医疗服务机构进行。

(5) 注意观察宫腔情况，防止残留和穿孔。

(6) 一次性可视吸引管为一次性使用，禁止重复使用，使用完后按医疗废物处理。

(7) 抽出一次性可视吸引管时，如胚胎组织嵌在一次性可视吸引管头或宫腔中时，需启动吸引器将组织吸出；如嵌在宫口，可用卵圆钳将组织取出。

(8) 将一次性可视吸引管在宫底及宫体区域顺时针或逆时针旋转观察是否吸引干净，若观察到宫角或宫底还有残留的蜕膜存在，再用小一号普通吸管定点吸引，避免组织残留。吸引完毕后测量宫腔深度。

(9) 吸引干净后的子宫内膜只有血迹和白色蜕膜，没有胚胎组织。

(10) 对于孕周较大、妊娠组织物较多的患者可选择较大吸管吸刮宫腔，避免吸管多次出入宫腔，能一定程度降低宫颈管粘连风险。

(11) 手术过程需远离电磁干扰。

**7. 术后处理**

(1) 填写手术记录。

(2) 患者在观察室休息 0.5～1h，注意阴道出血、腹痛及一般情况，无异常方可离去。

(3) 给予促进子宫复旧药物。

(4) 告知患者术后注意事项。

(5) 术后休息 2 周。

(6) 术后 2 周内或阴道出血未净前禁止盆浴，保持外阴清洁。

(7) 1 个月内禁止性交。

(8) 指导避孕方法。

(9) 如有阴道多量出血、发热、腹痛等异常情况随时就诊，一般术后 1 个月应随诊 1 次，做随访记录。

**8. 麻醉**

(1) 术前准备

① 术前麻醉医师须对患者进行与麻醉相关的病史采集和体格检查、辅助检查，进行麻醉前评估并提出麻醉计划。

② 推荐参照美国麻醉医师协会（ASA）术前禁食规定：术前 8h 受术者禁食固体食物（包括牛奶），术前至少 2h 禁饮清亮饮料。如需服药，饮水量不超过 20ml。

(2) 麻醉操作步骤

① 麻醉用药

- 建议静脉麻醉药和镇痛药物联合使用。
- 推荐丙泊酚联合芬太尼 / 瑞芬太尼 / 舒芬太尼，或其他镇痛药物（如氢吗啡酮、羟考酮、地佐辛、氟比洛芬酯等）。
- 不推荐使用氯胺酮、地西泮（安定）和哌替啶等。

② 麻醉步骤

- 麻醉前建立外周静脉通道。
- 由专业麻醉医师实施麻醉。

③ 术前及术中持续对患者进行心电监护，包括心率、血压、呼吸、血氧饱和度。严密观察患者对麻醉的反应，根据反应调整药物用量。术中保持上呼吸道通畅，持续面罩吸氧，维持血氧饱和度在 95% 以上。若出现呼吸抑制及明显氧饱和度下降，必要时可考虑置入人工气道和辅助呼吸。

④ 麻醉和镇痛方法、药物种类及剂量

- 麻醉药物选择原则：起效迅速、消除快、作用时间短，镇痛镇静效果好，心肺功能影响轻微，无明显不良反应和不适感。多采用速效、短效、舒适的药物。
- 麻醉镇痛手术推荐应用静脉麻醉，不推荐吸入麻醉。丙泊酚、依托咪酯、瑞芬太尼等全麻药物，具有起效快、作用时间短、恢复迅速、无蓄积等优点。丙泊酚能减少术后恶心呕吐的发生，苏醒质量高，已成为目前日间手术或门诊无痛手术应用最广的静脉麻醉药。依托咪酯除恢复迅速外，最显著的特点是对循环功能影响小，呼吸抑制作用也较轻。瑞芬太尼是新型超短时效阿片类镇静药，消除迅速，但术后疼痛的发生时间也相对较早，可适当联合使用其他镇痛药物。短效镇痛药阿芬太尼作用时间较芬太尼作用持续时间短，亦适用于短时手术麻醉，但长时间输注后维持时间可能迅速延长。

- 推荐用法：先静脉滴注芬太尼 1~2μg/kg，或瑞芬太尼 0.5~1.0μg/kg，或舒芬太尼 0.1~0.2μg/kg（1~2min 内），缓慢静推丙泊酚 1.5~2mg/kg，待患者入睡后开始消毒手术。必要时根据患者的意识状态、生命体征、肢体运动情况及手术时间长短，每次可追加丙泊酚 20~50mg。

⑤ 麻醉医师按要求填写麻醉记录单。

视频 8-1 宫腔直视人工流产手术系统下完整视频
视频 8-2 孕 6 周胚胎
视频 8-3 孕 7 周胚胎
视频 8-4 孕 8 周双胎
视频 8-5 孕 9 周胚胎

## 二、钳刮术

妊娠 10~14 周胎儿骨骼已形成，需用卵圆钳钳夹的方式将胎儿及其附属物取出，故称为钳刮术。

**1. 手术适应证**

(1) 妊娠 10~14 周自愿要求终止妊娠而无禁忌证者，妊娠 12 周以上者建议住院。

(2) 因某种疾病（包括遗传性疾病）不宜继续妊娠者。

(3) 其他方法流产失败者。

**2. 手术禁忌证**

同负压吸引术。

**3. 手术步骤**

(1) 患者取膀胱截石位，常规消毒外阴、阴道，铺无菌巾，戴无菌手套，双合诊复查子宫位置、大小及双侧附件情况，窥器暴露宫颈，再次消毒阴道及宫颈。

(2) 更换无菌手套。宫颈钳钳夹宫颈前唇或后唇，一次性可视吸引管沿子宫屈度进入宫腔，在镜头直视下对孕囊进行定位。

(3) 破膜：取出吸管，用有齿卵圆钳沿子宫屈度进入宫腔，夹破羊膜，卵圆钳退至子宫颈管内口，张开钳叶使羊水流净。

(4) 钳夹胎盘与胎儿：卵圆钳沿子宫后壁进入宫腔，达宫底后略退少许，在后壁或侧壁寻找胎盘或胎儿肢体，钳夹牢固后，向外轻轻牵拉并左右转动，使胎盘逐渐松动、剥离，以便完整或大块钳出；牵拉胎儿肢体时一定要注意保持纵向，避免胎儿骨骼破碎残留或损伤子宫壁肌层组织。胎盘和胎儿的取出顺序没有严格规定，以先取出容易钳夹到的组织为宜。

(5) 清理宫腔：大部分胎盘及胎儿钳出后，核对胎儿、胎盘是否完整，并观察宫腔有无活动性出血及宫缩情况。如出血多，宫颈注射缩宫素 10U，用 6～7 号吸引管 300～400mmHg 负压吸引宫腔 1～2 周，感子宫壁粗糙，子宫收缩，可停止手术。若出血仍多，可给予麦角新碱 0.4mg 肌内注射或宫颈注射。

**4. 手术注意事项**

羊水缓慢流尽后再钳夹妊娠组织物，以减少羊水栓塞的风险，同时行手术的医疗机构应具备抢救能力及条件。

## 三、应用宫腔直视人工流产手术系统所进行的负压吸引术和钳刮术的并发症

术中并发症

(1) 术中出血：人工流产术时出血诊断依据孕周有所不同，妊娠 10 周内的出血量超过 200ml 可诊断为人工流产术时出血。人工流产术时出血发生的原因包括施术者未能迅速而完整地将妊娠组织物清除，子宫收缩不良，子宫损伤，胚胎着床异常（子宫峡部妊娠、子宫瘢痕妊娠、宫颈妊娠等）及凝血机制障碍等。宫腔直视人工流产手术系统下术中发生子宫内出血（图 8-2），此时可移动一次性可视吸引管或是转动一次性可视吸引管的

镜头方向，若见组织物，可在直视下迅速进行定点吸刮，完整清理组织物后止血；如果移动一次性可视吸引管或是转动一次性可视吸引管的镜头方向后还是一片红色，看不见其他组织，可以用 200mmHg 的负压吸出血液；如果一直出血不停，弥漫整个宫腔，应要注意人工流产术时出血，并采取相应措施。

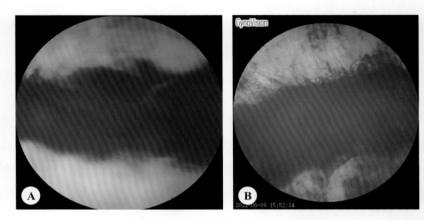

▲ 图 8-2　宫腔直视系统下术中出血图像

(2) 子宫穿孔：子宫穿孔是人工流产手术严重的并发症，如合并内出血、感染、脏器损伤，诊断不及时或处理不当可危及生命。子宫穿孔分单纯性和复杂性子宫穿孔。后者指子宫损伤面积较大或多处损伤、肌壁间血肿，并发腹腔内出血、阔韧带血肿及脏器损伤等。宫腔直视人工流产手术系统下子宫穿孔（图 8-3）表现：可见大量的血流，不论是通过负压吸引还是调整吸引管的角度，镜头下都是鲜红色的血液。转动吸引管的角度，有时可见盆腹腔内容物，有时还可见粉红色腹膜及其血管。此时应立即停止手术，必要时腹腔镜下进行修补。

(3) 人工流产综合征（心脑综合征）：指手术时由于钳夹宫颈、负压吸引及搔刮子宫腔等操作刺激宫颈，导致迷走神经兴奋而引起的一系列症状。临床上患者在术中或术后出现恶心、呕吐、心动过缓、心律不齐、面色苍白、头昏、胸闷、大汗淋漓，严重者甚至出现血压下降、昏厥、抽搐

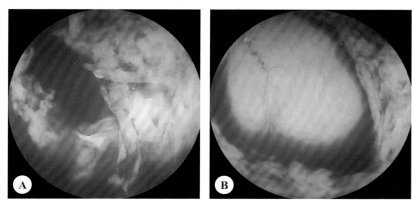

▲ 图 8-3 宫腔直视系统下子宫穿孔图像

等症状。发现症状应立即停止手术，给予吸氧等对症处理后，患者一般能自行恢复。严重者可加用阿托品 0.5～1.0mg 静脉注射。宫腔直视人工流产手术系统可以减少宫腔操作次数，因此可以降低人工流产综合征的发生率。

(4) 漏吸或空吸：孕囊过小、子宫过度屈曲、子宫畸形或操作不熟练容易造成漏吸。误诊宫内妊娠行人工流产术称为空吸。宫腔直视人工流产手术系统因可以直接观察子宫腔内情况（包括绒毛），因此可以适当减少漏吸的发生或避免空吸。

(5) 吸宫不全：为人工流产常见并发症，主要是部分妊娠组织物残留。常发生于子宫过度屈曲或技术不熟练时。术后流血超过 10 天，血量过多或流血停止后又有多量流血，应考虑吸宫不全，超声检查有助于诊断。宫腔直视人工流产手术系统因可以直接观察宫腔内情况，术中能减少吸宫不全的发生。

(6) 术后感染：多因吸宫不全或流产后过早性交引起，也可因器械、敷料消毒不严格或操作时缺乏无菌观念所致。主要表现为体温升高、下腹疼痛、白带异常或不规则阴道流血。为预防术后感染，应在术前预防性使用抗生素、手术器械严格消毒、术中规范无菌操作。治疗为卧床休息、支持疗法，及时应用广谱抗生素。

## 四、早中期妊娠流产、引产前的子宫颈预处理

终止妊娠的宫腔操作并不复杂，但若是宫颈扩张不充分，可能会发生进入宫腔失败、宫颈裂伤、子宫穿孔、不全流产，甚至周围脏器损伤等严重并发症。因此术前进行宫颈预处理非常重要。

**1. 适应范围**

(1) 妊娠小于 10 周的手术流产仍需要常规行宫颈预处理。

(2) 在初产妇、宫颈异常、宫颈手术史和预期宫颈扩张困难时可以术前行子宫颈预处理。

**2. 临床早孕人工流产的常用宫颈预处理方法**

(1) 药物方法

①米非司酮：米非司酮为孕激素受体拮抗药，可阻止孕激素的活性，促进胶原降解，使蜕膜雌激素受体 / 孕激素受体（ER/PR）的比值上升，并使蜕膜细胞和子宫肌层合成和释放前列腺素以增强子宫肌肉的收缩，致使宫颈扩张。

WHO 推荐≤孕 12～14 周可予手术流产前 24～48h 口服米非司酮 200mg；其扩张宫颈效果与米索前列醇类似，不良反应少，易于耐受。缺点是所需宫颈预处理时间长，至少 24h。米非司酮不良反应包括萎靡、头晕、发冷、发热、头痛、腹泻、恶心、呕吐、皮疹和荨麻疹等，一般轻于米索前列醇。

在中期引产中，我国学者在羊膜腔注射依沙吖啶，同时给予米非司酮 150mg，分 2 天口服，可提高引产效果，缩短引产时间，降低宫颈损伤发生率。

②前列腺素衍生物

• 米索前列醇：米索前列醇是前列腺素 $E_1$ 类似物，可刺激宫颈纤维细胞产生胶原酶及弹性蛋白酶，加速宫颈结缔组织中胶原纤维降解，使宫颈软化扩张。米索前列醇是目前世界范围内使用最多的促宫颈成熟药物。给药途径多样，包括口服、舌下含服、颊黏膜含服、阴道后穹隆和直肠用药。WHO 2014 年推荐≤孕 12～14 周可给予米索前列

醇 400μg。舌下含化达到最高血药浓度的时间最短，约 30min 见效；但相比口服及阴道给药，胃肠道反应会严重一些，但大都为一次性的；此外还有腹痛、腹泻，严重者发生过敏反应，因此米索前列醇的使用需注意除外过敏体质，给药时需留院观察，防止严重不良反应的发生。

- 卡前列甲酯栓（商品名卡孕栓）：卡孕栓为前列腺素 F2a 衍生物。能够通过对宫颈羟脯氨酸的调控，激活使宫颈软化的酶原，从而松弛宫颈，具有引起子宫规律性收缩和促进宫颈软化的双重作用。给药途径有直肠、阴道后穹窿放置和舌下含服。主要不良反应为消化道症状，如腹痛、腹泻、恶心、呕吐等，阴道后穹窿给药可减轻胃肠道反应。需要特别注意的是，前列腺素类药物使用前一定要排除药物禁忌证，如过敏体质、哮喘、青光眼等，并签署知情同意书，留院观察。临床常用方法为：术前 1～2h，可在阴道后穹窿放置卡孕栓 0.5～1.0mg 进行宫颈准备。

- 间苯三酚：间苯三酚是亲肌性、非阿托品、非罂粟碱类平滑肌解痉药。其作用于子宫，可使宫口松弛，同时解除子宫平滑肌痉挛性收缩，使疼痛减轻，但不影响子宫体收缩，不增加出血量。静脉给药 3～10min 起效，15min 后血药浓度最高，不会引起低血压、心率变化、心律失常等，极少发生过敏反应，胃肠道不适和头晕等不良反应发生率低于 1%。对于临床上需要尽快进行宫颈预处理，且又有前列腺素类药物使用禁忌证的患者，可考虑使用该药物。

(2) 机械性扩张：采用物理宫颈扩张器扩张宫颈，包括机械性强制扩张宫颈的器具、渗透性扩宫棒。通过机械性刺激宫颈管，导致内源性前列腺素的合成和释放，从而促进宫颈软化、成熟，同时诱发宫缩。

① 机械性强制扩张宫颈的器具包括导尿管、小水囊、金属扩张器等。

② 渗透性扩宫棒包括海藻棒、合成类扩宫棒。通过吸收宫颈的水分，吸湿膨大至原有直径的 3～4 倍，从而机械性扩张宫颈管。海藻棒还可通过促进前列腺素合成使宫颈软化，但因其植物成分，有罕见过敏反应发生，且起效时间长（流产前 12～24h 放置）和扩张不均匀等缺点。合成类

扩宫棒由人造聚乙烯乙醇制成，更加无菌，起效快（术前 2h 放置），不良反应小，可在手术日进行宫颈准备，门诊手术前可以使用，但价位偏高。

早中期妊娠流产、引产前需要进行宫颈预处理，采用药物或机械性方法，促进宫颈成熟，保证宫腔操作顺利进行，减少手术并发症。选择的方法可根据患者情况，排除药物使用禁忌证，个体化选择。对超说明书用药需与患者充分沟通，并签署使用说明书。

# 第 9 章　应用宫腔直视人工流产手术系统围术期管理

## 一、抗生素的应用

**1. 生殖道感染**

生殖道感染是指因多种致病微生物的侵入，引起生殖道感染或经生殖道感染的一大类疾病总称。由于发病率高、危害性大，严重影响育龄女性生殖健康和身心健康。无论何种方式的人工流产均可能导致生殖道感染的发生，导致阴道、宫颈、子宫、附件发生炎症，严重者影响远期的生殖健康。随着人工流产手术次数的增加，生殖道感染的发生率也相应增加，尤其是宫颈炎及盆腔炎性疾病。WHO《安全流产临床实践手册》、美国计划生育学会、美国国家流产联盟及中华医学会计划生育学分会均推荐人工流产手术前预防性使用抗菌药物，以减少术后的生殖道感染。

人工流产手术前需要详细询问患者病史，重点询问有无宫腔操作史、不良孕产史、宫腔粘连史和感染史等。术前完成必要的常规检查，包括血常规、阴道分泌物等，同时术前需要识别高危因素。高危因素包括：半年内曾做过人工流产；1 年内有 2 次或 2 次以上人工流产史；人工流产总数超过 3 次；稽留流产；哺乳期、足月分娩后 3 个月内；妊娠合并内科、外科疾病；剖宫产史等。尤其对 1 个月内有生殖道感染、慢性盆腔疼痛史、性传播疾病史、多个性伴侣史者还需要额外完成支原体、衣原体、淋病奈瑟菌等检查，如有异常需治疗后再手术。

**2. 宫腔直视人工流产手术预防使用抗生素的必要性**

人工流产手术属于清洁 – 污染手术，阴道内有多种可能致病的细菌，如链球菌、葡萄球菌等；术前和术中的阴道及宫颈消毒可以减少细菌浓度，但无法灭菌。手术中扩张宫颈的操作，破坏了宫颈管的天然屏障功能，增加了阴道细菌上行感染的可能，因此人工流产手术需要预防使用抗生素以预防术后感染。

一旦人工流产术后发生感染，近期可导致宫颈炎、急性盆腔炎，远期可导致继发闭经、继发不孕、反复流产、异位妊娠，胎盘粘连性疾病、胎盘植入等。近年来慢性子宫内膜炎的发生率逐渐上升，也是导致辅助生殖技术失败的常见原因之一。据报道，我国流产术后感染的发生率为 0.1%～4%，而未接受抗生素治疗的患者中发生子宫内膜炎的概率为5%～20%，因此人工流产手术预防使用抗生素是必要的。

**3. 宫腔直视人工流产手术使用抗菌药物的原则**

据研究统计，人工流产术后可能发生上生殖道感染，而病原体的种类以沙眼衣原体及淋病奈瑟菌为主。需氧菌、厌氧菌、支原体也会参与其中。证据表明，10%～35% 的宫颈沙眼衣原体感染在人流术后会发生子宫内膜炎。我国对住院治疗 PID 患者的大量研究表明最常见的致病菌为大肠埃希菌及表皮葡萄球菌，因此人流术后使用抗生素的药物应该选择能覆盖盆腔的需氧菌、厌氧菌及性传播疾病的抗菌药物，并且尽量单一，避免不必要的联合用药。同时应该是安全、有效及价格相对低廉的药物。

人工流产术后感染一般发生在术后 2 周内，常见症状有发热，腹痛，阴道分泌物增加、浑浊或呈脓性，妇科检查子宫及附件压痛、宫颈举痛、阴道或宫颈有异常分泌物，有时伴有盆腔炎性包块，实验室检查白细胞总数增高。依据手术史、查体及辅助检查，流产后感染诊断标准可参考中华医学会妇产科学分会感染性疾病协作组发布的《盆腔炎症性疾病诊治规范》。如果感染较重或为混合感染，在根据经验选择广谱抗生素治疗的同时，可积极进行病原微生物培养及药敏实验，以达到有针对性的治疗及预防耐药菌的发生。在抗感染治疗的同时还需要根除其他高危因素，如宫内组织物残留、软产道损伤、贫血、免疫力低下等。

**4. 抗生素的具体给药方案**

中华医学会计划生育学分会于 2019 年制订的《人工流产手术预防性抗菌药物应用的中国专家共识》指出：建议术前单次单一抗菌药物预防感染，首选口服给药，可酌情静脉给药。原则上选择二代头孢菌素、甲硝唑或多西环素、米诺环素、阿奇霉素。如果均过敏则使用喹诺酮类药物。抗菌药物的有效覆盖时间应包括整个手术过程和手术结束后4h，总预防时间为24h。如果应用麻醉实施的人流手术，则口服给药时机为术前1～2h，静脉给药为术前0.5～1h。人工流产术后一旦发生感染，治疗原则以抗生素治疗为主，必要时行手术治疗。抗生素根据感染的严重程度选择静脉或非静脉给药，以及是否需要住院治疗。淋病奈瑟菌感染首选头孢菌素类药物治疗，沙眼衣原体及支原体感染首选大环内酯类或四环素类药物，抗菌药物治疗至少持续14天，静脉给药应在临床症状改善后持续至少24h，然后转为口服药物治疗，总治疗时间至少持续14天。非静脉给药有两种方案：①β-内酰胺类抗生素：头孢曲松250mg，肌内注射，单次给药；或头孢西丁2g，肌内注射，单次给药，之后改为其他二代或三代头孢菌素类药物口服，如头孢唑肟、头孢噻肟等，至少14天。如所选药物不覆盖厌氧菌，需加用硝基咪唑类药物，如甲硝唑（0.4g，口服，1次/12h）；如治疗非典型病原微生物，需加用多西环素（0.1g，口服，1次/12h），或米诺环素（0.1g，口服，1次/12h，至少14天），或阿奇霉素（0.5g，口服，1次/天，1～2天后改为0.25g，1次/天，共5～7天）；②氧氟沙星（0.4g，口服，2次/天）或左氧氟沙星（0.5g，口服，1次/天）；加用甲硝唑（0.4g，口服，2次/天）或莫西沙星（0.4g，口服，1次/天）。静脉给药方案有4种，分别为以β-内酰胺类、喹诺酮类、β-内酰胺类联合酶抑制药类，以及克林霉素加用庆大霉素。

如果药物治疗中出现以下两种情况应及时考虑手术治疗：①药物治疗无效或药物治疗48～72h体温持续不降、感染中毒症状未改善或炎性包块增大；②盆腔脓肿破裂，出现明显腹膜炎体征。

综上，人工流产手术带来的感染危害严重影响女性的生殖健康，规范化的预防性使用抗生素可有效降低生殖道感染的发生，术前识别高风险人群对降低生殖道感染有着非常重要的意义，同时全面的流产后关爱服务（PAC）是降低生殖道感染的一项重要措施。一旦发生流产后感染，选择正确的治疗方式及合理的抗生素可预防远期并发症的发生。

## 参考文献

[1] 中华医学会计划生育学分会. 人工流产手术预防性抗菌药物应用的中国专家共识 [J]. 中国计划生育和妇产科, 2019, 11(8):10-12.

[2] 中华医学会妇产科学分会感染性疾病协作组. 妇产科抗生素抗菌药物使用指南 [J]. 中华妇产科杂志, 2011, 46(3):230-233.

[3] 陈磊, 王晓莉, 廖秦平, 等. 急性盆腔炎的致病菌分析及治疗 [J]. 中国妇产科临床杂志, 2007, 8(3):177-180.

[4] 吴文湘, 于晓兰. 人工流产术后生殖道感染 [J]. 中国计划生育学杂志, 2021, 29(4):851-853.

## 二、人工流产手术的发展

人工流产手术作为意外妊娠的一种补救措施,是计划生育门诊很常见的一种手术操作,安全性及成功率均较高。但人工流产术后的并发症及对生殖健康的近远期影响一直是值得关注的问题,也是对手术操作者技能评价的指标之一。负压吸宫术经历了传统"盲刮"-可视-直视的更新,随着早孕合并子宫畸形、反复宫腔操作及瘢痕子宫等高风险人流手术的比例增加,带有超声监测、宫腔直视的人流技术越来越受到临床的重视。

传统的负压吸宫术也叫"盲刮",完全凭借手术医师的经验及手感进行操作。吸尽宫腔内容物的标志常常为宫腔缩小,吸引管紧贴宫壁,有包壁感、宫壁粗糙感,吸管转动受限等。目前该技术在大多数基层医院仍然是最主要的终止妊娠方式。对于手术操作熟练的医师和宫腔形态正常、无异常解剖结构、无高危人流因素的患者来说其可行度较高。但是计划生育手术并发症、严重并发症仍时有发生。随着对高危手术(包括生殖道畸形、子宫畸形、瘢痕妊娠等)诊断技术提高、对女性生育力保护的重视,使得增加手术安全、减少手术并发症也越来越得到重视。传统的"盲刮"手术的局限性显然已经不能满足临床的实际需要。

超声引导下人流术(图 9-1)是术中在超声引导下对宫腔孕囊、附属物实施针对性吸除操作,可提高手术的成功率,减少反复盲目吸刮次数,

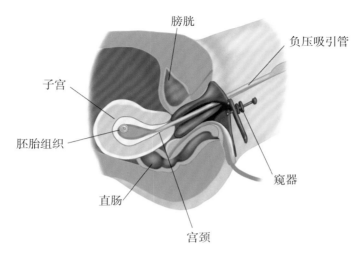

膀胱

负压吸引管

子宫

胚胎组织

直肠

宫颈

窥器

▲ 图 9-1　超声引导下人流术示意

减少组织物残留。利用该技术，临床上可对合并有子宫畸形、反复宫腔操作、瘢痕子宫等高风险人群进行较为安全有效的操作，子宫穿孔、漏吸、人流不全、术中出血及术后宫腔宫颈粘连的发生较传统人流手术明显降低。目前超声引导下人流术（图 9-2）也是临床上应用比较广泛的人流手术方式之一。但该手术方式仍然有一定的局限性：①超声仪器的分辨率会因患者腹壁脂肪厚度、膀胱充盈度而影响对宫腔内情况的有效判断；②吸宫术中子宫晃动，造成了超声在监控中可能会找不到目标；③胚胎组织与子宫壁密度相当，且紧贴宫壁时会造成判断有误；④超声医师与手术医师的配合默契度，可能会导致定位准确度不够。因此临床中仍有超声引导下的人流手术后存在吸宫不全的风险。

目前最先进的人流手术方式是宫腔直视人工流产手术（图 9-3），它实现了手术者真正的"可视"。在手术过程中无须膨宫操作即可在影像工作站上全屏全程观察宫腔内组织变化情况、妊娠囊及蜕膜组织形态等，真正做到了直视吸引，定点操作，大大降低了子宫穿孔、漏吸，流产不全、大出血的手术风险。同时在手术过程中也遵循了"一人一管"的原则，避免了手术器械消毒不及时、不彻底引发的医源性交叉感染。而且其一次性的可视吸引管的摄像头具有超强亲和、疏血性材料的特性，避免了手术器械

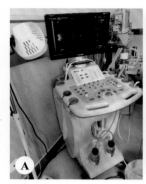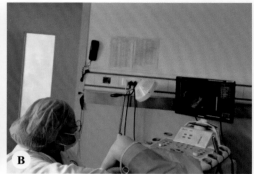

▲ 图 9-2　超声引导下人流术

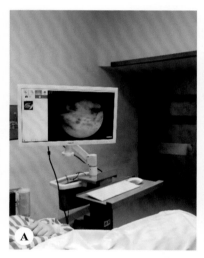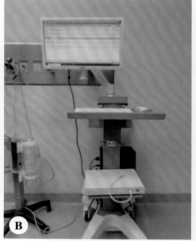

▲ 图 9-3　宫腔直视人工流产手术系统

对子宫内膜的损伤及术中血污对手术视野的干扰。数字化的处理系统可将手术视频及图片资料完整保存到电脑，随时进行手术视频回放，对于临床经验总结及交流、教学、科研等提供全面客观的资料。由于无膨宫操作，一次性可视吸引管的摄像头对宫腔是接触式、近距离的观察，能清楚观察到宫颈管黏膜、子宫内膜结构、双侧宫角等，除了能观察到宫腔胚胎组织，还能判定宫内节育器、组织物残留等（图 9-4），包括不透光的金属、可透光的尾丝及各种组织碎片等，因此临床应用更加广泛。

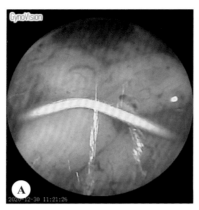

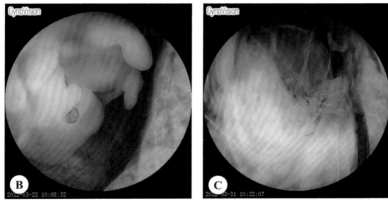

▲ 图 9-4 宫腔直视系统下图像

A. 带环受孕（爱母环）；B. 成形胎儿；C. 带环受孕（T 形环）

但该手术方式仍有一定的局限性，即有一定的视野盲区，对于宫角部位或子宫屈度过大、复杂性子宫畸形的操作仍有可能造成吸宫不全的风险，因此临床除了遵循《宫腔观察吸引手术技术操作规范专家共识》外，也应结合具体的临床情况和患者的高风险因素，采取综合的治疗方式以降低手术风险，可在宫腔直视操作下结合超声监测，对于子宫暴露困难、过度倾屈、复杂性子宫畸形、反复清宫失败等病例能显著提高手术成功率。图 9-5 为 16 岁未婚女性，不全纵隔子宫，停经 60 天，孕囊大小为 4.1cm×4.0cm×3.2cm。为减少手术并发症的发生，在超声监测下行宫腔直视人工流产手术（图 9-6 和图 9-7），手术顺利，术后无并发症发生。

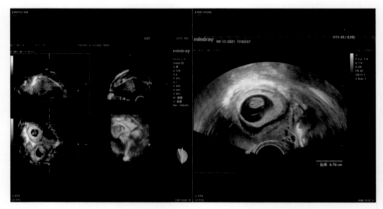

▲ 图 9-5　不全纵隔子宫术前经阴道超声

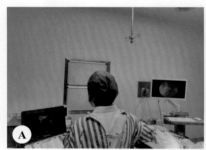

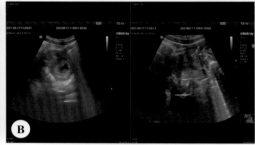

▲ 图 9-6　术中床旁超声监测

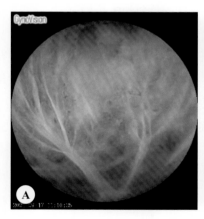

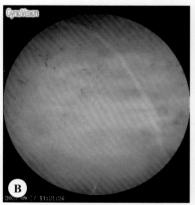

▲ 图 9-7　宫腔直视系统下图像

A. 孕囊；B. 术后宫底

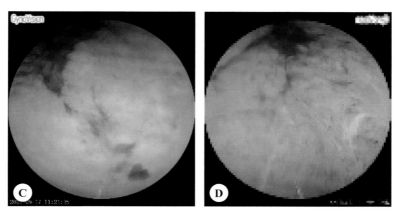

▲ 图 9-7（续）　宫腔直视系统下图像

C 和 D. 术后宫角

随着高危人流手术的不断增加，传统的人流手术方式已经不能完全满足临床需要，超声引导下的人流手术及宫腔直视人工流产手术在临床应用中对于降低子宫穿孔、漏吸、吸宫不全、出血和宫腔粘连等风险有很大的优势。对于有条件的医疗机构，我们建议可以选择风险更小的操作技术来提高手术安全性，减少手术并发症，保护女性生殖健康。但各种方式仍有一定的利弊，临床上人工流产手术方式的选择应该根据患者的具体情况、高风险因素等综合考虑，必要时可相互结合。

## 参 考 文 献

[1] 中华医学会计划生育学分会 . 宫腔观察吸引手术技术操作规范专家共识 [J]. 中国计划生育学杂志 , 2017, 25(10):652–653.

[2] 胡欣 . 直视人流手术系统在高危宫腔手术中的应用 [J]. 黑龙江医药 , 2019, 32(2):401–403.

[3] 陈沛明 , 刘颖 , 罗艳华 , 等 . 人流吸宫手术中宫腔内摄像监护与经阴道超声引导的对比研究 [J]. 实用医学杂志 .2012, 28(13):2246–2248.

[4] 郭蕾 , 柳燕飞 , 张艺 , 等 . 超声监测下畸形子宫早孕无痛人流术的应用及效果评价 [J]. 医学影像学杂志 , 2017, 27(12):2350–2353.

## 三、围术期用药建议

人流手术无论是否"无痛",无论是否"可视",都有不可避免的并发症发生,除了前文提到的人工流产的抗生素应用外,有宫颈损伤高风险人群的宫颈预处理,人流术后宫腔宫颈粘连的预防,人流术后的出血及子宫内膜修复的治疗同样重要,因此在人流手术的围术期还需要使用其他药物来保护女性生殖健康,预防远期并发症的发生。

### 1. 宫颈预处理药物

宫颈是进行人工流产操作进出的唯一通道,如果宫颈扩张不充分,势必会造成手术操作困难、宫颈损伤、子宫穿孔甚至脏器损伤的发生。因此对于人流手术前的宫颈准备值得重视。高危情况的宫颈预处理非常重要,如宫颈畸形、既往宫颈手术史、青少年(≤19岁)或大月份钳夹术(妊娠10~14周)的女性。世界卫生组织(WHO)和英国皇家妇产科医师学院(RCOG)均推荐手术流产前要进行宫颈准备。中华医学会计划生育学分会也在2020年颁布了《宫腔操作前宫颈预处理专家共识》,说明了充分的宫颈准备对减少宫腔操作并发症的发生至关重要。

临床常用的人工流产术前宫颈预处理药物包括米非司酮、前列腺素衍生物和间苯三酚等(详见第8章)。

### 2. 防粘连及促进内膜修复药物

宫腔粘连(intrauterine adhesion,IUA)是妇科常见的对生育功能影响严重且治疗效果差的宫腔疾病,严重影响女性生殖健康及身心健康。目前在我国,随着人工流产率的居高不下,重复流产及高危人工流产的增加,宫腔粘连的发生率逐年上升。随着我国三胎政策的开放,保护女性生育能力受到高度关注,除了进行流产关爱、减少重复流产外,减少人流手术后宫颈宫腔粘连也是我们值得重视的问题。术前详细询问病史,对于有宫颈疾病或曾进行过宫颈手术的患者可于术前进行宫颈预处理,以减少术中宫颈的损伤及术后宫颈的粘连。术中使用宫腔直视人工流产手术系统,可发现一部分宫腔粘连患者。若人工流产次数多、术前发现有宫腔粘连、术后有预防宫腔粘连意愿的患者,可术后立即宫腔内注射防粘连药物来预防粘连的发生。目前临床上多推荐使用生物胶类材料，如透明质酸及羧甲基壳聚糖等预防宫颈宫腔粘连，一方面可通过抑制炎症细胞的激活和聚集，减少创面渗出，达到局部止血作用，另一方面能抑制成纤维细胞形成，减少胶原纤维的增生，减少瘢痕形成。术后还可给予促进子宫内膜修复的措施减少宫腔粘连，具体见本教程第 10 章。

**3. 中成药应用**

人工流产术后常使用中成药减少术后出血，促进子宫收缩，但对内膜的修复作用尚需大样本前瞻性多中心临床研究进一步证实。不同的临床表现使用不同的药物。瘀热互结证，主要表现为阴道出血不止，小腹疼痛，口燥咽干，常用药物为安宫止血颗粒；血热证，主要表现为流产后阴道出血过期不止且量较多，色深红，质黏稠，口燥咽干，常用宫血宁胶囊、断血流片等，服药期间忌食油腻及辛辣刺激食物，胃肠道疾病慎用，糖尿病患者慎用断血流片；血瘀证，表现为产后瘀血不能排出，或出血时间长，淋漓不止，较多血块，小腹疼痛，主要使用药物为新生化颗粒，但糖尿病患者慎用；虚热证，主要表现为阴道出血过期不止，色红质稀，腰膝酸软，手足心热，心烦，常用药物为安坤颗粒。

**4. 其他**

随着我国放开三孩等一系列鼓励生育政策的进一步实施，对女性生殖健康的保护显得尤其重要，流产后关爱对降低我国非意愿妊娠的人工流产率起到了非常重要的作用，同时在人工流产的围术期管理非常重要。除此以外加强围术期抗生素的合理使用，降低生殖道感染的发生；对高风险人群采用新型的人工流产技术，术后合理使用减少远期并发症的相关药物及治疗方法，最终达到让育龄女性远离人流伤害、保护生育力的目的。

# 参 考 文 献

[1] 国家卫生和计划生育委员会妇幼健康服务司, 国家中医药管理局医政司. 妇科中医医疗技术及中成药用药指导 [M]. 北京：中国中医药出版社, 2015.

[2] 中华医学会妇产科学分会. 宫腔粘连临床诊疗中国专家共识 [J]. 中华妇产科杂志, 2015, 50(12):881–887.

[3] 中华医学会计划生育学分会 . 宫腔操作前宫颈预处理专家共识 [J]. 中华生殖与避孕杂志 , 2020, 40(1):3−8.

[4] 刘欣燕 , 黄薇 , 郁琦 , 等 . 人工流产术后促进子宫内膜修复专家共识 [J]. 中国实用妇科与产科杂志 , 2021, 37(3):322−326.

# 第10章 应用宫腔直视人工流产手术系统术后康复及避孕优生建议

## 一、应用宫腔直视人工流产手术系统术后康复

我国人工流产术具有四个特点：数量大、年轻、未婚未育比例高和重复流产率高。手术流产对子宫内膜的直接损伤、药物流产时蜕膜脱落不全及宫腔炎症等均可能影响子宫内膜修复，是导致子宫内膜修复障碍、宫腔粘连等严重影响女性生育力的重要原因。中华医学会计划生育学分会于2021年推出《人工流产术后促进子宫内膜修复专家共识》，探讨及规范促进子宫内膜修复的相关治疗，以减少人工流产损伤，保护女性生育能力。

**1. 人工流产术对子宫内膜的损伤**

人工流产术包括负压吸宫术、钳刮术、中期引产清宫术和不全流产清宫术等，手术流产宫腔操作可造成子宫内膜基底层损伤，导致纤维结缔组织增生和子宫内膜再生障碍，进而使子宫内膜修复障碍或致宫腔粘连，严重影响胚胎着床，造成继发性不孕。随着人工流产手术次数越多、间隔越近、孕周越大，子宫内膜越易损伤。应用可视流产吸引手术系统在直观可视的条件下进行操作，可定点吸出孕囊，避免反复盲目刮宫，减少吸刮次数，减少对子宫内膜基底层损伤，更好地保护子宫内膜。

**2. 人工流产术后子宫内膜损伤的高风险人群**

人工流产术均存在子宫内膜基底层损伤的风险，其中以流产次数≥2次、稽留流产、感染性流产、不全流产清宫术、有胎盘粘连史，以及有子宫内膜息肉切除、子宫黏膜下肌瘤切除、宫腔粘连或子宫畸形矫正等宫腔手术史者更易发生术后子宫内膜基底层损伤，增加子宫内膜修复障碍或宫腔粘连的风险。

对于人工流产术子宫内膜损伤的高风险人群，推荐应用宫腔直视人工流产手术系统进行手术操作，并且在术后配合子宫内膜修复治疗，以促进子宫内膜生长及创面修复，减少人工流产术后子宫内膜修复障碍及宫腔粘连等风险。

**3. 人工流产术后促进子宫内膜修复的方法**

目前，我国专家共识推荐的促进人工流产术后子宫内膜修复的方法有雌孕激素类药物、复方短效口服避孕药、中药、仿生物电刺激等。

(1) 雌孕激素类药物：雌激素能够促进子宫内膜生长与再生，有助于手术创面的修复，预防宫腔粘连的形成，降低不孕风险。人工流产术后及时采用雌孕激素序贯的人工周期治疗，可以促进子宫内膜修复和月经恢复、减少并发症。

①给药途径：推荐口服和经皮给药。常用的口服药物包括戊酸雌二醇、雌二醇 / 雌二醇地屈孕酮、戊酸雌二醇 / 雌二醇环丙孕酮等。经皮给药的雌激素包括雌二醇凝胶等。

②用药时机及方法

- 单用雌激素：手术流产后第 1 天开始单用低剂量雌激素，连续用药 1 个月为 1 个周期，推荐用药 1 个周期。
  - 雌二醇凝胶：经皮涂抹。经皮涂抹雌二醇凝胶 2.5g（1 计量尺），每天 2 次，连用 1 个月停药（如用药期间月经来潮则停药）。
  - 戊酸雌二醇：口服。戊酸雌二醇 1mg，每天 2 次，连用 1 个月停药（如用药期间月经来潮则停药）。

- 雌孕激素序贯疗法：手术流产后第 1 天开始应用小剂量雌激素，后半周期加用孕激素，推荐使用 1～3 个周期。
  - 雌二醇凝胶联合孕激素：手术流产后第 1 天开始使用。雌二醇凝胶 2.5g（1 计量尺）经皮涂抹，每天 2 次，连用 28 天；第 15～28 天加用孕激素（地屈孕酮 10mg 或黄体酮 100mg），每天 2 次。如需使用 2～3 个周期，可于月经来潮第 5 天开始下一周期用药。
  - 戊酸雌二醇联合孕激素：手术流产后第 1 天开始使用。口服戊酸雌二醇 1mg，每天 2 次，连用 21 天；后 10 天加用孕激素（地屈孕酮

10mg 或黄体酮 100mg），每天 2 次。如需使用 2～3 个周期，可于月经来潮第 5 天开始下一周期用药。

- 雌二醇 / 雌二醇地屈孕酮片：每盒包装 28 片。前 14 片每片含 2mg 雌二醇，后 14 片每片含 2mg 雌二醇和 10mg 地屈孕酮。手术流产后第 1 天开始口服，每次 1 片，每天 1 次，连用 28 天。如需使用 2～3 个周期，可连续不间断用药。

- 戊酸雌二醇片 / 雌二醇环丙孕酮片：每盒包装 21 片。前 11 片每片含 2mg 戊酸雌二醇，后 10 片每片含 2mg 戊酸雌二醇和 1mg 醋酸环丙孕酮。人工流产后第 1 天开始每天口服 1 片，连用 21 天。如需使用 2～3 个周期，可于停药第 7 天开始下一周期用药。

(2) 复方口服避孕药：复方口服避孕药是目前全球范围广泛使用的高效避孕措施之一，是人工流产术后避孕的重要方法。人流术后应用 COC 不仅能避孕，而且还能调节月经周期，减少月经量，促进月经周期恢复，并有一定的促进子宫内膜修复作用，但是目前对于 COC 增加子宫内膜厚度的长期作用尚存争议。COC 也需要手术流产后第 1 天开始，建议每晚定时服药，尽量避免漏服造成阴道出血。

(3) 中医药治疗：目前人工流产术后中医药治疗方面的临床研究主要集中在促进子宫收缩、减少出血，而用于子宫内膜修复的研究较少。需进一步开展高级别研究予以证实。

(4) 仿生物电刺激治疗：其作用机制是将仿生物电经皮肤导入，使靶区域组织细胞生物膜及其周边大分子产生谐振来刺激子宫平滑肌交替收缩与舒张，促进子宫内膜及子宫肌层血液流动，从而促进子宫内膜组织修复及其生理功能恢复。

(5) 干细胞疗法：动物实验表明，多种干细胞，特别是成体干细胞，如脐带间充质干细胞、骨髓间充质干细胞、脂肪间充质干细胞等与子宫内膜再生相关，目前正在开展有关干细胞修复子宫内膜的临床研究，其疗效及应用方法有待进一步确认。

(6) 特殊人群用药方法：无雌孕激素使用禁忌证的女性在人工流产术后，可选择雌孕激素周期序贯用药促进子宫内膜修复、调节月经。若有避孕需求、小于 40 岁的女性，可选择使用短效口服避孕药。有雌激素、孕激素禁忌人群，可根据自身情况使用中药或仿生物电刺激等方式促进子宫内膜修复。

**4. 预防人工流产术后子宫内膜损伤的措施**

(1) 规范人工流产手术操作：术前常规行宫颈预处理，在宫腔操作前应通过使用药物和（或）机械方法，使宫颈纤维结缔组织弹性增加，易于扩张，使宫腔操作更易进行，减少损伤。术中规范操作，控制吸宫术的负压在 400~500mmHg 下，不要反复搔刮宫腔。对高危手术者，可采用宫腔直视人工流产手术系统及超声引导下手术，减少盲目反复吸刮宫腔，增加手术安全性，降低子宫内膜损伤程度。同时注意严格遵循无菌原则，减少术中及术后感染可能。

(2) 预防感染：人工流产术存在感染风险，手术创面的炎性渗出和感染也是宫腔粘连的重要风险因素。WHO 和中华医学会计划生育分会建议所有进行手术流产的女性，都应在围术期预防性给予抗生素。

**5. 随访及宣传教育**

(1) 随访：为了尽早识别和处理子宫内膜损伤，减少宫腔粘连的发生，规范随访尤为重要。用药 1 个月随访，必要时复查超声，观察子宫内膜的修复情况、是否流产完全及出血、感染、月经恢复情况等，适时调整内膜修复方案。在用药期间出现不规则阴道流血应及时复诊，流产后 40d 未出现月经来潮应及时复诊，复诊时根据月经情况调整或者继续进行内膜修复治疗。

(2) 宣传教育：围术期需要加强对人工流产患者及家属的宣传教育。

① 避免人工流产术中子宫内膜损伤，应从预防非意愿妊娠源头上抓起，应加强人工流产患者及家属的避孕宣传教育，提高避孕意识，并帮助其在术后落实高效的避孕措施，从而减少意外妊娠导致的人工流产，保护其生育能力。术后定期电话回访，了解术后患者的身体及月经恢复情况，指导避孕，提高其高效避孕方法的续用率。

② 甄别人工流产术后子宫内膜损伤的高风险人群，推荐合适的手术术式（例如，宫腔直视人工流产手术或者 B 超引导下手术）。

③ 人工流产术后使用激素类药物修复子宫内膜，需告知其药物常见不良反应，包括服药初期出现类早孕反应、点滴出血或月经样突破性出血等。服药期间的异常子宫出血较常见的原因与服药初期一些女性体内激素水平波动有关，另外与患者漏服、不定时使用、使用方法错误等有关。一般症状轻微，无须治疗，也可在医师检查指导下处理，加强宣教，提高用药者的依从性。

## 参 考 文 献

[1] 刘欣燕，黄薇，郁琦，等．人工流产术后促进子宫内膜修复专家共识 [J]．中国实用妇科与产科杂志，2021, 37(3):322–326.

## 二、应用宫腔直视人工流产手术系统术后避孕方法的选择

应用宫腔直视人工流产手术系统虽然可以减少子宫内膜的损伤，但仍然采用宫腔内吸刮，可能破坏女性自身的防护屏障，对生殖系统及其功能造成潜在的危害。故重视避孕，是保护女性生殖健康的第一步。

因为在流产后 2 周女性即可恢复排卵，所以在首次月经之前即可能再次妊娠，而短期内再次妊娠会对女性造成更大的伤害。为了避免重复流产，流产后应立即落实高效的避孕措施，且必须坚持和正确使用。

**1. 应用宫腔直视人工流产手术系统人工流产后可选择的避孕方法**

目前应用宫腔直视人工流产手术系统人工流产的方法安全、有效，术后推荐立即使用高效避孕方法。高效避孕方法是指每 100 例女性在使用 1 年时妊娠率（即比尔指数）＜1 的避孕方法，包括宫内节育器具、皮下埋植剂、长效避孕针等长效可逆避孕（LARC）方法，以及坚持正确使用 COC。

(1) 宫内节育器具（IUC）：IUC 是我国使用最广泛的 LARC 方法，容易获得，在有人工流产服务的医疗机构都能放置 IUC。

① 应用宫腔直视人工流产手术系统人工流产后即时放置 IUC 的优势和注意事项如下。

- 优势：上述各类 IUC 均可在应用宫腔直视人工流产手术系统人工流产后即时放置。即时放置的优势不仅使女性同时落实了高效长效避孕措施，此时子宫颈口松弛，易于放置，而且女性仍处于麻醉或减痛状态，痛苦小。同时，还可以避免女性由再次放置手术带来的身体、精神、时间和经济上的负担。

- 即时放置 IUC 的注意事项和 IUC 种类的选择：选择在应用宫腔直视人工流产手术系统人工流产后即时放置 IUC 的女性应符合如下条件，即手术前与手术中无感染征兆；无手术并发症；术前充分咨询，并已经签署知情同意书。一般情况下对于年轻或有带器妊娠史的女性可选择高铜表面积的 IUD 或 LNG-IUS。对于有 IUC 脱落史、宫腔深度＞10cm 或术中发现子宫颈口松弛的女性，可以选择固定式 IUD 或者皮下埋植、长效避孕针。有多次人工流产史、月经量过多、中度贫血（血红蛋白＜90g/L）、痛经和对铜过敏等女性则可选择 LNG-IUS。应用宫腔直视人工流产手术系统术后立即放置 IUC 效果更佳，可用 360° 旋转镜头观察宫腔情况，确认无组织残留后放置节育器，并观察其放置到位及形态是否正常等情况。

- 术后随访：对于应用宫腔直视人工流产手术系统人工流产后即时放置 IUC 的女性，按人工流产和 IUC 常规要求进行随访，如果术后发现出血量明显多于平时的月经量、下腹持续疼痛、发热、出血时间超过 7 天、阴道分泌物异常等情况，需及时返诊。

② 负压吸宫术后即时放置 IUC 仍存在的顾虑：目前，对于负压吸宫术后即时放置 IUC 是否会增加远期的嵌顿或取器困难等，尚缺乏高水平的证据。更多的证据显示，远期嵌顿和取器困难与 IUC 类型、型号选择、安放年限过期或过长有关。另一个主要顾虑是负压吸引术后不全流产的发生导致术后的出血与放置 IUC 导致的不规则出血相混淆。使用宫腔直视人工流产手术系统可以减少不全流产的发生，并确保 IUC 能正确放置。

(2) 单纯孕激素避孕方法：我国目前可获得的单纯孕激素避孕方法为皮

下埋植剂和 LNG-IUS，国外使用较多的还有单纯孕激素避孕针和单纯孕激素口服避孕药。单纯孕激素避孕方法的特点是具有较高的安全性，特别是皮下埋植剂和 LNG-IUS。

① 皮下埋植剂：目前，国内能提供的皮下埋植剂除含左炔诺孕酮（LNG）的 2 根型产品外，还有新上市的含依托孕烯（ETG）的单根型皮下埋植剂，有效避孕时间分别为 4 年和 3 年。负压吸宫术后，在离开医院前均可放置皮下埋植剂。皮下埋植剂避孕效果好，其比尔指数仅为 1.0/100 妇女·年。宫腔变形、术后有感染可能、不愿意安放 IUC 的女性，可将皮下埋植剂作为首选的避孕方法。取出皮下埋植剂后，女性的生育能力即可恢复，因此皮下埋植剂对于未生育过的女性也是很好的选择。

② 单纯孕激素避孕针：我国曾使用过的醋酸甲羟孕酮针（DMPA）为 150mg 醋酸甲羟孕酮的肌内注射剂，DMPA 每 3 个月注射 1 次，避孕效果好，且哺乳女性可以使用。

③ 雌孕激素复方避孕制剂（CHC）：CHC 包括复方短效口服避孕药（COC）、复方避孕针（CIC）、复方阴道环和复方避孕贴剂，我国目前尚无复方阴道环和复方避孕贴剂。CHC 都是无激素使用禁忌证女性可以自行使用的避孕方法，但存在由于使用不当造成的使用失败和异常子宫出血，但如果能够做到坚持和正确使用，即可达到理想、高效的避孕效果。

- COC：COC 是 WHO 推荐的人流术后高效避孕方法，特别强调其在人工流产后即时使用的两个优势，一是不受人工流产方式限制（药物流产或手术流产后均可使用），二是不受人工流产并发症限制（可疑感染、出血、损伤均不影响使用）。对于行手术流产的女性，在临床确认完全流产后的当天，即可开始服用 COC。

- CIC：我国目前的 CIC 为复方庚酸炔诺酮注射液（含庚酸炔诺酮 50mg、戊酸雌二醇 5mg），每月肌内注射 1 次。不能坚持每天服用 COC 的女性可以选择 CIC。CIC 不增加肝脏的负担，具有更好的安全性。在人工流产术后离开医院前，女性即可开始注射第 1 针，注射后应告知第 2 次注射的时间。

(3) 绝育术：男性、女性绝育术无论何种术式，均操作简单、不良反应

153

少，并且是安全、有效的永久避孕方法。作为永久的避孕方法，帮助服务对象夫妇双方在充分知情的情况下做出自主决策十分重要。

(4) 避孕套：男用或女用避孕套均具有预防非意愿妊娠和预防性传播感染的双重防护作用，但由于不能坚持正确使用而导致失败率较高，为（18~21）/ 100 妇女·年，不能满足人工流产后女性应采用高效避孕方法预防再次意外妊娠的要求，因此不宜将避孕套作为首选的避孕方法。

(5) 其他避孕方法：外用避孕药、易受孕期知晓法（俗称"安全期"）和体外排精多是流产女性在人工流产前主要使用的避孕方法，因其使用失败率较高，为（22~28）/100 妇女·年，应明确建议服务对象不再使用，以减少意外妊娠的发生。

**2. 不同人群人工流产后避孕方法的选择**

(1) 有 2 次及以上人工流产史的女性：人工流产次数越多，近期和远期的并发症发生率越高，而且提示该服务对象存在未满足的避孕需求，应在咨询中给予特别的关注。对于 2 年内无生育计划的女性，应将 IUC 和皮下埋植剂作为首选的避孕方法，并在人工流产后即时落实。若近期有生育要求者，建议术后口服 COC 或者使用 CIC。

(2) 有多次剖宫产史的女性：我国的剖宫产率较高，"三孩政策"的全面实施，使多次剖宫产史在临床中成为常见问题，无论本次流产是否为瘢痕妊娠，都应将预防人工流产后的非意愿妊娠作为重点问题与服务对象进行讨论并加以落实。因其为高危手术，建议在宫腔直视人工流产手术系统监测下实施负压吸宫术，术后立即放置 IUC 或者行皮下埋置。

(3) 人工流产手术中发生并发症的女性：手术流产中确诊或可疑有出血、损伤等并发症时，不宜同时放置 IUC，对于 2 年内无生育计划的女性可选择皮下埋植剂。若近期有生育要求者，建议术后口服 COC 或者使用 CIC。

(4) 使用 LARC 失败所致非意愿妊娠的女性：尽管 IUC 或皮下埋植剂的失败率均很低，但失败所致的人工流产仍不可避免，应鼓励这些女性在人工流产后继续选择 LARC。如女性仍然愿意继续使用 IUC，选择 LNG-IUS 或更高铜表面积的 IUD。皮下埋植也是值得推荐的。

(5) 年龄≤19 岁的人工流产后青少年女性：WHO 的统计资料显示，全球 15—19 岁女孩的死亡原因中妊娠和分娩并发症位于第二，仅次于自杀。因此，对青少年应做好避孕知识的宣传教育和普及，预防意外妊娠，避免人工流产。同时对已发生意外妊娠的青少年应做好人工流产后避孕，防止重复流产的再次发生。目前，我国部分医护人员对青少年使用 LARC 方法避孕仍存在顾虑，但对于已发生非意愿妊娠的青少年在人工流产后使用 IUC 或皮下埋植剂则有较好的认同，因此经过充分咨询并且排除禁忌证后，可将 IUC 和皮下埋植剂作为青少年人工流产后提供的一线避孕方法。对于暂不能或不宜使用 LARC 的青少年，可推荐 COC。青少年多无稳定的性伴侣，因此，除上述避孕方法外还应建议加用避孕套（男用或女用）以预防 STD。

(6) 智力障碍的女性：智力障碍女性的非意愿妊娠还可能源于非意愿的性生活甚至性侵犯，对于无生育需求或不具备生育条件的智力障碍女性，在排除并发症并且与监护人充分沟通后，可将人工流产后即时实施绝育术作为首选。还可以立即放置 IUC 或皮下埋植剂。在高效避孕同时，还能减少月经量甚至产生闭经。智力障碍女性不推荐使用 COC 或 CIC 等需自行掌握的避孕方法。

(7) 有异位妊娠史的或异位妊娠手术后的女性：异位妊娠术后再次发生异位妊娠的概率相对较大，建议人工流产术后立即使用激素避孕，在高效避孕同时，减少宫外孕的发生率。推荐无生育要求女性术后可使用 LNG-IUS 或者皮下埋置；有生育要求女性可使用 COC 或者 CIC。

(8) 畸形子宫的女性：美国生育学会将子宫畸形分为 7 类，发生率较高的是纵隔子宫和弓状子宫。畸形子宫女性人工流产后，由于宫腔形态异常且妊娠组织残留的风险相对较大，可将 COC、CIC 作为术后短期内（3 个月）首选的避孕方法，之后，再根据子宫畸形情况和手术结局落实长效可逆或永久的避孕方法。皮下埋植剂、CIC 和绝育术与子宫的形态无关，适合此类服务对象。

(9) 瘢痕子宫的女性：对瘢痕子宫女性的人工流产手术，存在手术难度大、并发症发生风险高和妊娠组织易残留等问题，建议在宫腔直视人工流产手术系统下实施负压吸宫术，同时也需更重视人工流产后高效避孕措施的落实。对于短期内无生育要求的女性，如人工流产手术顺利，可在人工流产后即时放置 IUC 或者行皮下埋植术；如手术不顺利或宫腔条件不理想，可选择皮下埋植剂或绝育术。近期内有生育要求的女性，或手术不顺利，可选择 COC 或 CIC。

## 三、应用宫腔直视人工流产手术系统术后优生建议

宫腔直视人工流产手术系统的人工流产，具有手术安全性高、术中损伤较小等优点。有生育计划的女性可在人工流产术后 3～6 月后怀孕。所有再生育夫妇，无论有无风险暴露，均应遵守以下孕前指导原则。

1. 夫妇双方共同接受孕前优生检查服务。

2. 健康饮食。食物多样，谷类为主，多吃蔬果、奶类、适量大豆，吃鱼、禽蛋瘦肉，少盐，少油，控糖。

3. 戒烟戒酒，主动远离吸烟人群，避免被动吸烟。

4. 适度运动。每周中等强度运动的累计时间不少于 150min。

5. 体重保持调整到体重指数为 18.5～24kg/m$^2$ 的最佳状态。

6. 孕妇每天服用 0.4～0.8mg 叶酸或含等量叶酸的复合维生素，持续整个孕期。

7. 预防包括性传播感染在内的各类感染。

8. 调整心态，以平常心对待妊娠，保持心情平和愉悦。

9. 避免或尽量减少生活和（或）工作在有毒有害的环境。

10. 备孕期间不盲目用药，必要时在医师指导下使用。

11. 孕前优生健康检查无明显异常，有正常性生活的夫妇如一年未孕，应转诊不孕不育门诊，女方年龄在 35 岁以上的，则半年未孕即可转诊。

12. 对于反复早期妊娠稽留流产（missed early miscarriage，MEM）患者，手术前应对患者做好宣教，建议 MEM 相关检查，除终止妊娠前的常规检查外，还应包括有助于分析 MEM 病因的优生检查，以便患者再次妊娠时获得良好的妊娠结局。此外，尽管影响胚胎发育的因素具有多样性，但并

不是所有针对性治疗均能有效改善妊娠结局，故建议选择性检查。患者术后进一步进行优生相关检查。

(1) 生殖激素检查：内分泌因素相关检查建议在术后月经复潮后进行。对于反复早期稽留流产患者，建议进行生殖激素检测，包括催乳素（PRL）、卵泡刺激素（FSH）、黄体生成激素（LH）、雌激素、雄激素及孕激素。PRL 升高可引起排卵功能障碍，但 PRL 升高与胚胎发育的联系较弱，目前尚存在争议；此外，多囊卵巢综合征（PCOS）是否与 MEM 相关目前同样存在争议。尽管如此，对于年龄大于 40 岁者建议检查卵巢储备功能，包括窦卵泡数、抗米勒管激素（AMH）和抑制素 B 等。

(2) 代谢相关内分泌因素相关检查：甲状腺激素是胎儿生长、神经系统发育中重要的内分泌激素。甲状腺功能减退，甚至亚临床甲状腺功能减退均与胚胎发育相关。MEM 患者再次备孕前，除进行必要的甲状腺功能检查［包括三碘甲状腺原氨酸（$T_3$）、甲状腺素（$T_4$）、促甲状腺激素（TSH）］外，还建议行亚临床甲状腺功能减退相关检查，如甲状腺过氧化物酶抗体（anti-TPO）、抗甲状腺球蛋白抗体（anti-Tg）测定等。控制不良的糖尿病是胚胎停育的高风险因素，再次备孕前须检查空腹血糖、餐后血糖、糖耐量、胰岛素，有异常者进一步检查糖化血红蛋白和 C 肽等。

(3) 免疫因素检查建议：约 50% 的复发性 MEM 无法查明原因。在不明原因的复发性流产中，亦有相当一部分是由免疫因素导致，而人工流产或自然流产也被认为是导致免疫性不孕的病因之一。因此，对于未查明病因的反复 MEM 患者，再次妊娠前建议行免疫因素检查，自身免疫、同种免疫及母体免疫失衡均可能导致 MEM，自身免疫除常见的 APS 外，常见检查包括抗精子抗体、抗子宫内膜抗体，同种免疫常见检查为封闭抗体，母体免疫失衡常见检查为自然杀伤（NK）细胞及免疫调节相关的细胞因子等。

# 参考文献

[1] 刘欣燕，黄薇，郁琦，等 . 人工流产术后促进子宫内膜修复专家共识 [J]. 中国实用妇科与

产科杂志, 2021, 37(3):322-326.

[2] 程利南, 狄文, 丁岩, 等. 女性避孕方法临床应用的中国专家共识 [J]. 上海医学, 2018, 41(11):641-655.

[3] 谢幸, 孔北华, 段涛. 妇产科学 [M]. 第 9 版. 北京：人民卫生出版社, 2018.

[4] 国家卫生计生委妇幼健康服务司, 全国妇幼卫生监测办公室. 再生育咨询指南 [M]. 北京：中国人口出版社, 2017.

[5] 王玉, 李晓翠, 门剑龙, 等. 早期妊娠稽留流产围手术期检查及优生检查建议专家共识 [J]. 中国实用妇科与产科杂志, 2020, 36(12):1168-1171.

# 第11章　应用宫腔直视人工流产手术系统进行非孕期检查

## 一、子宫内膜息肉

子宫内膜息肉（polyp）指子宫内膜腺体及含厚壁血管的纤维化子宫内膜间质构成的良性结节，多突出于子宫内膜表面，是由于子宫局部内膜过度生长所致。子宫内膜息肉（图 11-1）可导致女性出现异常子宫出血，表现为经间期出血、月经过多、不规则出血等临床症状。

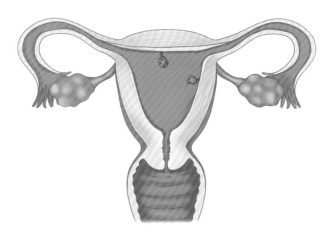

▲ 图 11-1　子宫内膜息肉示意

临床根据患者症状、妇科检查和超声检查，可初步做出诊断。有研究表明，子宫内膜息肉直径<1cm，若无症状，1 年内自然消失率约 27%，恶变率低，可观察随诊。体积较大、有症状的息肉可选择宫腔镜下息肉摘除手术。

宫颈管息肉（endocervical polyp）是宫颈管黏膜局灶增生所致息肉样的肿块，其根部位于宫颈管内，如果突出于宫颈管外，妇科检查可肉眼观察发现。没有脱出到宫颈管外口者主要是通过超声检查和 MRI 等影像学检查发现。

经阴道超声检查目前是诊断子宫内膜息肉的首要方法。超声诊断子宫内膜息肉（图 11-2）的标准为：典型子宫内膜息肉显示为子宫腔内可见常规形状的高回声病灶，其周围环绕弱的强回声晕，息肉内可见囊腔。子宫内膜息肉也可表现为非特异性子宫内膜增厚（多伴有回声不均质）或局部肿块。但月经周期增生期初期的阴道超声检查结果更具有诊断意义。月经期后重复超声检查可能有助于区分息肉状子宫内膜与子宫内膜息肉，但是最终以病理诊断为准。

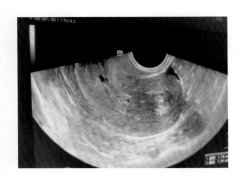

◀ 图 11-2　超声下子宫内膜息肉图像

与超声检查相比，宫腔镜检查联合病理检查是诊断子宫内膜息肉的金标准。目前宫腔镜下子宫内膜息肉（图 11-3）影像学图像诊断标准为：宫腔镜下息肉表现为单个或多个，大小不一，位置可在宫腔的任何部位，表面可有出血，偶有破溃。绝经前息肉表面覆盖内膜，多数表面光滑、形态规则、血管不明显。

宫腔镜下应注意观察息肉血管是否丰富、表面有无破溃、形态是否规则，若息肉表面出现丰富异型血管、被覆黄白色溃疡改变、形状不规则时，应高度怀疑内膜息肉恶变，具备上述 3 项宫腔镜特征时，诊断内膜息肉恶变的灵敏度及特异度分别为 96%、93.5%。

子宫内膜息肉的组织类型包括：①增生性息肉，最常见，有蒂部或者无蒂部，表面粉红色，比较光滑，息肉表面可看到内膜腺体开口；②萎缩性息肉，多见于绝经后女性，是绝经前已经存在的息肉，绝经后由于雌

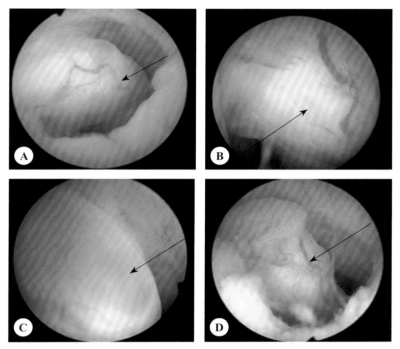

▲ 图 11-3　宫腔镜下子宫内膜息肉图像

激素水平下降，息肉开始萎缩，宫腔镜下可见其形态不饱满，色泽为淡红色，这种绝经后萎缩的息肉往往为良性，不同于绝经后才发生的息肉；③腺肌瘤样息肉，其质地一般比肌瘤软，但比息肉要硬，很多时候容易误判为黏膜下肌瘤，但在宫腔镜电切的切面往往没有肌瘤典型漩涡状结构，术后病理可确诊；④非典型腺肌瘤样息肉，又称 Mazur 息肉，除了肌瘤性间质以外还具有不规则的腺体结构，典型者伴有鳞状桑葚状改变。此类息肉因为有恶变风险，对于年龄大且没有生育要求者，建议子宫切除。宫腔镜下宫颈管息肉的图像分析相对简单，需要注意的是不要把宫颈管隆起的黏膜组织误诊为颈管息肉而切除。

　　宫腔直视人工流产手术系统下的子宫内膜息肉（图 11-4）诊断标准可归纳为：镜下可见息肉表面有完整薄膜及血管走行，颜色呈红色，可见息肉凸向宫腔。一次性可视吸引管镜头进入宫腔，可清楚地观察到息肉的走向，了解息肉蒂部附着的部位。因宫腔直视人工流产手术系统放大 20 倍，镜头为 110° 视场角，对于较大的子宫内膜息肉镜下只能观察到息肉的一部分，无法窥见其全貌。

由于宫腔直视人工流产手术系统的局限性，无法边观察边手术，盲刮

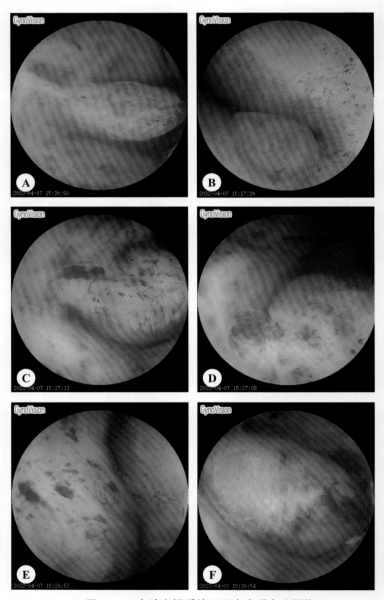

▲ 图 11-4　宫腔直视系统下子宫内膜息肉图像

容易遗漏，复发的风险为 3.7%～10.0%，因此推荐宫腔镜下息肉摘除。有生育要求者，也建议手术后再试孕。对于已完成生育或近期内无生育计划者可考虑使用短效口服避孕药或左炔诺孕酮宫内缓释系统（LNG-IUS）以减少复发风险；对于无生育要求、多次复发者，可以考虑行子宫内膜切除术。

> ▶ 视频 11-1　宫腔直视人工流产手术系统下宫颈管息肉
> 视频 11-2　宫腔直视人工流产手术系统下子宫内膜息肉

## 参 考 文 献

[1] 庄妍，江素娟，郝晓霞，等. 左炔诺孕酮宫内节育系统预防宫腔镜子宫内膜息肉电切术后复发的临床疗效 [J]. 临床合理用药杂志，2021, 14(29):119–121.

[2] 孙宇婷，冯力民. 子宫内膜息肉的手术治疗新思考 [J]. 中国计划生育和妇产科，2021, 13(7):23–24, 35.

[3] 施琼. 子宫内膜息肉冷刀切除术后放置左炔诺孕酮宫内节育系统与口服地屈孕酮预防子宫内膜息肉复发的效果 [J]. 医疗装备，2021, 34(17):142–143.

## 二、子宫黏膜下肌瘤

子宫肌瘤是妇科最常见的良性肿瘤，子宫肌瘤的确切病因尚未完全明了，但是年龄大于 40 岁、初潮年龄小、未生育、晚育、肥胖、多囊卵巢综合征、激素补充治疗、家族史等都是子宫肌瘤的高危因素。子宫肌瘤的发病机制可能与遗传易感性、性激素水平和干细胞突变有关。

根据肌瘤和子宫壁的关系可以将其分为肌壁间肌瘤、黏膜下肌瘤、浆膜下肌瘤、阔韧带肌瘤（图 11-5），其中黏膜下肌瘤占所有肌瘤的 10%～15%。国际妇产科联盟（FIGO）将子宫肌瘤分为了 9 类，子宫黏膜下肌瘤按照肌瘤与子宫壁的关系属于其中的 3 类，即 0 型（肌瘤 100% 位

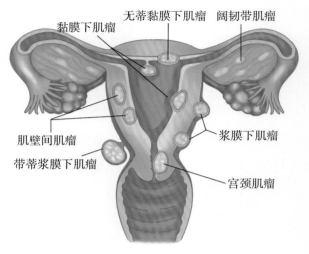

黏膜下肌瘤　无蒂黏膜下肌瘤　阔韧带肌瘤

肌壁间肌瘤

带蒂浆膜下肌瘤

浆膜下肌瘤

宫颈肌瘤

▲ 图 11-5　子宫肌瘤示意

于宫腔）、Ⅰ型（肌瘤大于 50% 位于宫腔）、Ⅱ型（肌瘤凸向宫腔但是位于宫腔的肌瘤小于 50%）。

　　子宫肌瘤的临床症状主要与肌瘤的部位、生长速度及变性有密切关系。月经改变常见于 0～Ⅱ型，可表现为月经量增多、经期延长、淋漓出血、月经周期缩短等。子宫肌瘤的临床诊断主要依靠影像学检查，常用的影像学检查有超声和 MRI 检查。

　　超声下诊断黏膜下子宫肌瘤（图 11-6）依据患者图像结果，可以分为 4 个类型：高回声、中等回声、低回声与混合回声。子宫黏膜下肌瘤的阴道超声表现以凸向宫腔的圆形或者椭圆形中低实性回声为主，一个或多个，圆形或椭圆形，边界清晰，有包膜回声，内部回声较均匀，局部内膜回声中断，多数团块基底部较宽，少数团块可见蒂回声，蒂较长者可见瘤体延伸到宫颈或阴道内。尤其是阴道超声简便、易行且可根据造影特点辨别病变性质的优势是宫腔镜技术无法比拟的。

　　宫腔镜观察宫腔具有直观、清晰的特点，能够明确病变的位置、直径与范围，并可在发现宫内微小病灶的同时，实施同期定位活检术或摘除术，诊治一体，提高疾病诊断准确率。宫腔镜诊断宫腔内的黏膜下肌瘤（图 11-7）准确率以及灵敏度高于阴道超声。宫腔镜下诊断标准：黏膜下

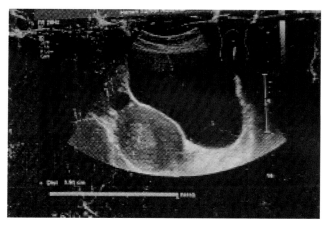

▲ 图 11-6　超声下子宫黏膜下肌瘤图像

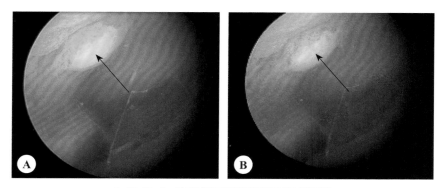

▲ 图 11-7　宫腔镜下子宫黏膜下肌瘤图像

肌瘤表面多光滑，颜色发白或者鲜红，表面可见血管走行，部分肌瘤有炎症或者出血时也会出现溃疡或者坏死。可探及肌瘤的蒂或者根部。

　　宫腔直视人工流产手术系统与宫腔镜一样，一般只能观察到 0 型、Ⅰ型、Ⅱ型，Ⅲ型及以上类型的肌瘤很难被发现。因宫腔直视人工流产手术系统放大 20 倍，黏膜下的肌瘤一般只能部分暴露，除非特别小的肌瘤能在镜下全部显现。若为宫颈黏膜下肌瘤或者黏膜下肌瘤位于宫腔下段，一次性可视吸引管进入宫颈管后即可见到全视野的肌瘤影像，镜头进入宫腔被阻挡，这时可在超声引导下避开肌瘤进入宫腔。

　　宫腔直视人工流产手术系统一次性可视吸引管进入宫腔底部后，首先一边后退一边旋转 360°观察宫腔形态。操作者通过手感来感知有无异物阻挡感，触碰到 0 型和 I 型的黏膜下肌瘤时一般会有异物阻挡感，从而影响操作。宫腔直视人工流产手术系统只能近距离观察，且有放大作用，其镜下的黏膜下肌瘤（图 11–8）诊断标准为表面颜色发白，稍微后退可观察到肌瘤表面的血管，部分肌瘤有炎症或者出血时也会呈现出鲜红的影像。顺着肌瘤边缘往里探查，可见到 0 型肌瘤的蒂部；I 型肌瘤的蒂部较宽，故在镜下无法观察到肌瘤蒂部和子宫内膜的分界。特别小的子宫黏膜下肌瘤有时难与内膜息肉鉴别，这时可将镜头插入肿块，若为内膜息肉，镜头可插入或可将其推动，若为肌瘤，则无法插入或推之不动。

Ⅲ 型以下的子宫黏膜下肌瘤，一般都需要手术治疗。主要采用的手术

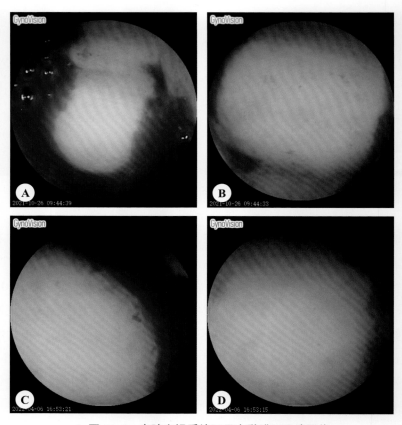

▲ 图 11–8　宫腔直视系统下子宫黏膜下肌瘤图像

方式是宫腔镜下子宫黏膜下肌瘤电切术，手术方式有多种，需要结合肌瘤大小、位置、是否生育、患者一般情况等综合考虑采用。

　　术前需要进行宫颈准备，以免造成宫颈的损伤。手术尽可能选择在月经干净 2～7 天内，这样可以避免内膜过厚而导致的内膜息肉和小肌瘤的混淆。因过大的肌瘤可能会影响观察和操作，术中要注意操作轻柔，避免子宫穿孔或者对正常内膜及肌层的损伤。

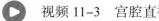

　　视频 11-3　宫腔直视人工流产手术系统下子宫黏膜肌瘤

## 参 考 文 献

[1] 子宫肌瘤的诊治中国专家共识专家组 . 子宫肌瘤的诊治中国专家共识 [J]. 中华妇产科杂志 , 2017, 52(12):793-800.

[2] 夏恩兰 . 宫腔镜子宫肌瘤切除术 [J]. 实用妇产科杂志 , 2005, 21(7):387-389.

[3] 王晓雷，李丽宏，丛涛，等 . 宫腔镜治疗黏膜下子宫肌瘤的临床应用 [J]. 中国实用妇科与产科杂志 , 2002, 18(9):548-550.

[4] 姚书忠 . 子宫肌瘤的内镜手术治疗 [J]. 实用妇产科杂志 , 2006, 22(6):325-327.

[5] 夏恩兰 . 妇科内镜学 [M]. 北京 : 人民卫生出版社 , 2001.

## 三、子宫内膜增生

　　子宫内膜增生是由于子宫内膜腺体结构（大小和形态）改变、腺体和间质比例改变（＞1 : 1）导致的子宫内膜量增多，伴或不伴细胞的异型性。病变范围可从无细胞异型性的子宫内膜增生到伴有细胞异型性的癌前病变。

　　子宫内膜增生的病因尚未阐明，普遍认为与长期雌激素刺激、缺乏孕激素拮抗有关。因为体内的内外源性雌激素的持续作用，缺乏孕激素拮抗，子宫内膜难以从增殖期转化为分泌期，从而引起子宫内膜增生异常。其危险因素包括肥胖、初潮过早、绝经晚、无排卵或者稀发排卵、家族癌史（尤其是子宫内膜癌、结肠癌、卵巢癌和乳腺癌）等。子宫内膜增生按 2014 年 WHO 分类方法分为：子宫内膜不伴不典型增生（endometrial hyperplasia without atypia，EH）、子宫内膜不典型增生（atypical hyperplasia，AH）两种。不伴不典型增生发生子宫内膜癌的风险为 1%～3%；不典型增生发生子宫内膜癌的风险大，属于癌前病变。

子宫内膜增生的临床表现主要是异常子宫出血，可表现为月经周期及月经期长短、经量多少的改变，也可以是不规则子宫出血。绝经后女性可表现为绝经后子宫出血。部分患者伴有异常排液、宫腔积液或下腹疼痛。

超声和 MRI 对诊断子宫内膜增生有一定筛查作用。超声对子宫内膜增生影像（图 11-9），其诊断标准为：①弥漫性增生：子宫增大，内膜弥漫性增厚，回声稍增强，间有无回声区，内膜与子宫肌层分界清晰；②局限性增生型：子宫大小正常或稍增大，子宫内膜厚薄不一，回声不均匀增强，内膜与子宫肌层分界欠清晰；③子宫内膜息肉样增生：宫腔线消失，呈细网状强回声团块或小液性暗区与肌层明显分界。

确诊需依靠组织病理学检查。子宫内膜的取材方法包括：子宫内膜取样器、诊断性刮宫、宫腔镜直视下活组织检查及经阴道宫腔声学造影检查。宫腔镜直视下活检是诊断子宫内膜增生的金标准。

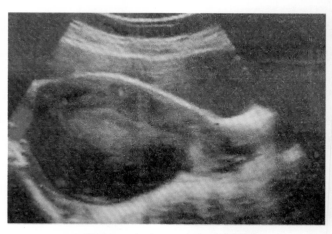

▲ 图 11-9　超声下子宫内膜增生图像

宫腔镜能够做到直视宫腔形态，全面观察子宫内膜表面，精准定位活检，目前已被广泛应用。其诊断标准可归纳为：局灶或广泛的、息肉样或乳头状不均匀增厚的子宫内膜，伴或不伴不规则血管网；腺体开口拥挤；子宫内膜增厚伴腺体囊肿形成（图 11-10）。

宫腔直视人工流产手术系统下子宫内膜增生（图 11-11）的诊断标准：子宫内膜局部或弥漫性增厚，内膜表面有不规则结节状或乳头状突起，异常的血管网，内膜呈黄白色与充血或出血交替，表面坏死或有异常血管的息肉状或者结节状肿物等。当一次性可视吸引管观察到子宫内膜息肉状或者结节状突起，形状轮廓不规则、表面毛糙或者伴有异常颜色时，应注意是否合并其他异常指标。

EH 观察随访，超过 80% 患者可自动转归正常。对高风险患者建议长期、定期使用孕激素治疗（口服或者子宫内放置左炔诺孕酮宫内缓释系统）。AH 对无生育要求患者，首选子宫全切术。对有生育要求患者，建议

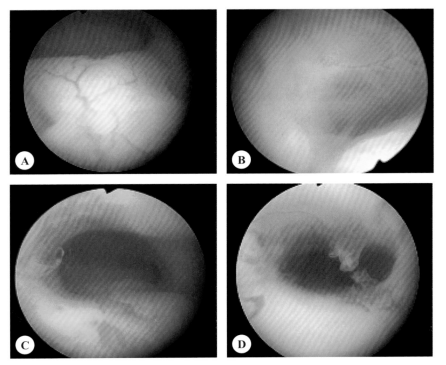

▲ 图 11-10　宫腔镜下子宫内膜增生图像

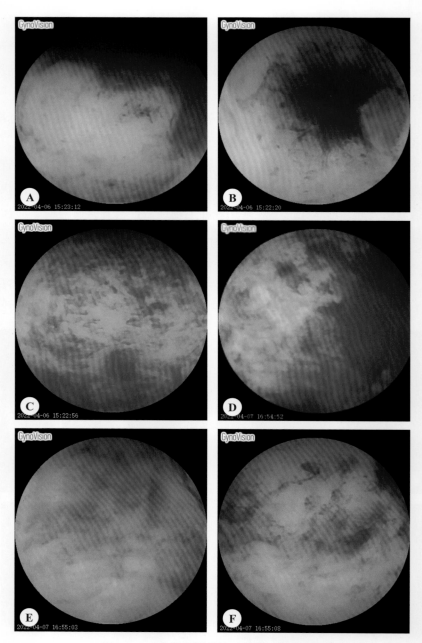

▲ 图 11-11　宫腔直视系统下子宫内膜增生图像

充分告知癌变风险后，口服大剂量孕激素或者子宫内放置左炔诺孕酮宫内缓释系统，病灶逆转后在生殖中心帮助下尽快受孕。待生育完成后，建议行子宫全切术。

 视频 11-4　宫腔直视人工流产手术系统下子宫内膜增生

## 参 考 文 献

[1] 张慧霞. 建立宫腔镜诊断子宫内膜增生评分系统的研究 [D]. 天津：天津医科大学，2020.

[2] 全国卫生产业企业管理协会妇幼健康产业分会生殖内分泌学组. 中国子宫内膜增生诊疗共识 [J]. 生殖医学杂志，2017, 26(10):957-959.

[3] 张博燕. 子宫内膜增生症的临床诊治分析 [J]. 临床医学研究与实践，2019, 4(16):65-67.

[4] 周雪勤，梁海莹，韦素连. 子宫内膜增生症的治疗现状及研究进展 [J]. 蛇志，2021, 33(2):218-220.

[5] 莫晓晨. 子宫内膜增殖症的诊疗研究进展 [J]. 世界最新医学信息文摘，2021, 21(11):43-45.

[6] 杨蓓，王位，庄秋婵，等. 宫腔镜诊断子宫内膜增生的准确性评价 [J]. 中国继续医学教育，2020, 12(35):145-149.

## 四、子宫内膜炎

子宫内膜炎（图 11-12）分为急性和慢性，慢性子宫内膜炎是慢性盆腔炎性疾病之一，由于其具有病程长、易复发的特点，严重危害女性健康。高危因素包括长期放置含铜宫内节育器，多次流产史、分娩史，月经时间长，输卵管炎，异常子宫出血等。临床症状无特异性，可表现为轻微下腹或腰骶部不适感、白带增多、月经量增多等。部分患者合并不孕和反复流产。

子宫内膜炎的病原体主要是需氧菌、厌氧菌和衣原体，其次为支原体。细菌性阴道病与子宫内膜炎密切相关。子宫内膜炎临床诊断金标准为组织病理学诊断，即通过 HE 染色和 CD138 免疫组化染色检查子宫内膜组

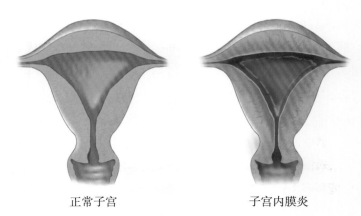

正常子宫 子宫内膜炎

▲ 图 11-12 子宫内膜炎示意

织中的浆细胞来确诊。超声可以对宫腔状况进行初步判断，但缺乏明显的特异性，超声诊断标准可归纳为：子宫内膜增厚，回声增强不均匀，伴有不规则的液性暗区等异常回声（图 11-13）。

宫腔镜可以直视宫腔，传统认为宫腔镜诊断标准为：子宫内膜局灶或弥漫性充血，子宫内膜微小息肉，直径＜1mm，腺体水肿、粗大（图 11-14）。宫腔镜对子宫内膜炎诊断具有较高的敏感性和阴性预测值，但是目前尚没有关于宫腔镜诊断标准的研究。

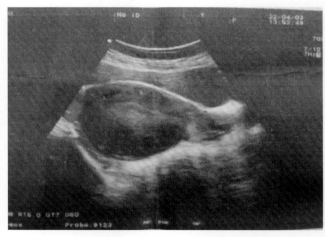

▲ 图 11-13 超声下子宫内膜炎图像

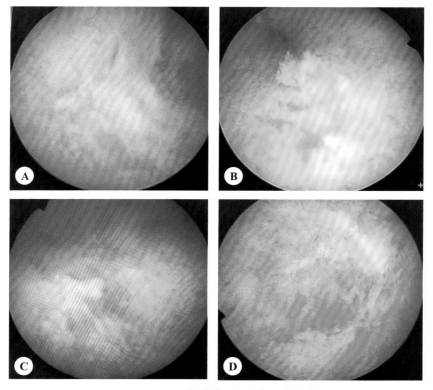

▲ 图 11–14　宫腔镜下子宫内膜炎图像

　　宫腔直视人工流产手术系统下的子宫内膜炎（图 11–15）表现为：宫腔直视诊断标准可归纳为子宫内膜间质水肿；月经增殖期出现的内膜增厚、发白、表面不规则；充血呈局灶性或者弥漫性，可表现为"草莓征""满天星"。子宫内膜微小息肉（＜1mm）或者是有蒂并伴局灶或弥漫性腺周充血的息肉也被认为是子宫内膜炎的表现形式。子宫内膜炎的充血程度与其炎症的严重程度相关，局灶充血及散在微小息肉与 1 级（轻度）感染相关，弥漫性充血及微小息肉、息肉样子宫内膜与 2 级（重度）感染显著相关。子宫内膜炎也可有血管异常的表现，常见的有弥漫性血管微小畸变、毛细血管密度增加、静脉毛细血管网扩张等。

　　内镜检查建议在月经干净后 3～7 天进行。检查前常规检查血常规及出凝血时间，急性生殖道炎症及严重心功能不全者为禁忌证。

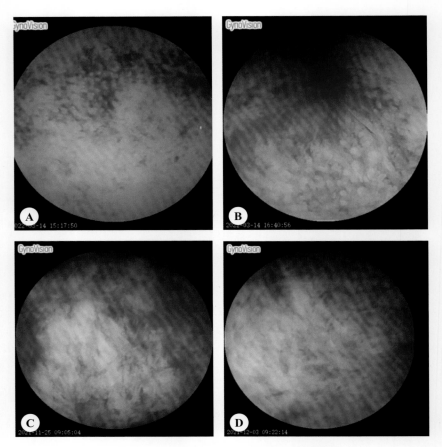

▲ 图 11-15　宫腔直视系统下子宫内膜炎图像

因子宫内膜炎属于盆腔炎性疾病的一种，故治疗原则按照盆腔炎性疾病的治疗原则，即以抗菌药物治疗为主，正确、规范使用抗菌药物可使90%以上的 PID 患者治愈，必要时行手术治疗。在抗菌药物治疗的基础上，一些中医中药和物理治疗在子宫内膜炎的治疗中发挥一定的作用，特别是在减少后遗症发生等方面。

▶ 视频 11-5　宫腔直视人工流产手术系统下子宫内膜炎

# 参考文献

[1] 中华医学会妇产科学分会感染性疾病协作组 . 盆腔炎症性疾病诊治规范 ( 修订版 )[J]. 中华妇产科杂志 , 2014, 49(6):401–403.

[2] 范春芳 . 抗生素联合妇科千金片治疗子宫内膜炎的临床效果研究 [J]. 中国妇幼保健 , 2016, 31(15):3040–3042.

[3] 艾丹 , 钟丽珍 , 李福敏 , 等 . 宫腔镜在慢性子宫内膜炎诊断中的应用 [J]. 江西医药 , 2019, 54(7):778–780.

[4] Chen YQ, Fang RL, Luo YN, et al.Analysis of the diagnostic value of CD138 for chronic endometritis, the risk factors for the pathogenesis of chronic endometritis and the effect of chronic endometritis on pregnancy: a cohort study[J].BMC Womens Health, 2016, 16(1):60.

[5] 夏恩兰 . 妇科内镜学 [M]. 北京 : 人民卫生出版社 , 2001:81.

[6] 梁俊霞 , 梁秋华 . 宫腔镜下慢性子宫内膜炎的临床研究 [J]. 实用妇科内分泌电子杂志 , 2018, 5(19):106, 111.

[7] Cicinelli E, Matteo M, Tinelli R, et al.Chronic endometritis due to common bacteria is prevalent in women with recurrent miscarriage as confirmed by improved pregnancy outcome after antibiotic treatment[J].Reprod Sci, 2014, 21(5):640–647.

[8] 宋冬梅 , 黄晓武 . 慢性子宫内膜炎的宫腔镜诊断 [J]. 国际生殖健康 / 计划生育杂志 , 2017, 36(3):234–237, 245.

## 五、宫腔粘连

宫腔粘连（intrauterine adhesion，IUA）是对生育功能严重危害且治疗效果较差的宫腔疾病（图 11–16），又称为 Asherman 综合征，是指由于人工流产、刮宫等各种宫腔操作导致的子宫内膜基底层损伤引起的子宫肌壁间的相互粘连。

IUA 的确切发病机制尚不完全清楚，目前有纤维细胞增生活跃学说和神经反射学说。以闭经、月经量减少、经期缩短、周期性腹痛、不孕、复发性流产为主要临床症状。宫腔粘连的患者由于病变在宫腔内，一般体征不明显。

目前常用的诊断宫腔粘连的方法有宫腔镜检查、子宫输卵管造影、经阴道超声检查、宫腔声学造影、MRI 检查，其中宫腔镜检查被认为是诊断

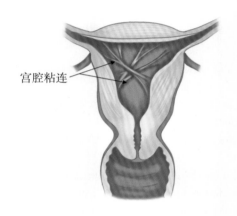

宫腔粘连

▲ 图 11-16　宫腔粘连示意

金标准。宫腔粘连的严重程度分度标准主要有美国生育学会（AFS）和欧洲妇科内镜学会（ESGE）提出的评分分度系统，我国大多采用 AFS 的分度系统。

阴道超声诊断宫腔粘连（图 11-17）的优点是无创、简单、经济等。超声诊断标准包括：宫颈管粘连表现为宫腔积液，宫腔完全粘连则子宫内膜呈线状。其余类型主要表现为子宫内膜相对偏薄，内膜连续性中断，出现带状低回声，内膜缺损、内膜致密回声或散在液性暗区等，但受主观影响较大，若宫腔内存在子宫内膜息肉或者黏膜下肌瘤是有一定的假阳性率。

宫腔镜是诊断宫腔粘连的最准确的方法。宫腔粘连可以根据粘连的性质分为内膜性粘连、肌性粘连、结缔组织性（纤维性）粘连。根据范围分为轻度（粘连范围＜1/4 宫腔）、中度（粘连范围＜1/2 宫腔）、重度（粘连范围＞1/2 宫腔）。宫腔镜诊断标准包括：子宫形态失常，宫腔狭小，伴粘连带，宫角闭锁，严重时输卵管口不能窥见。宫腔镜下可见白色柔软的带状物与子宫前后壁相连（图 11-18）。粘连广泛时可呈"竖琴"或者"布帘"样形态。而肌性粘连的图像其色彩与子宫肌层相同，呈粉红色。覆盖在纤维平滑肌粘连带上的内膜同样有功能变化，可见腺体开口。粘连带多呈柱状，质韧而有弹性。

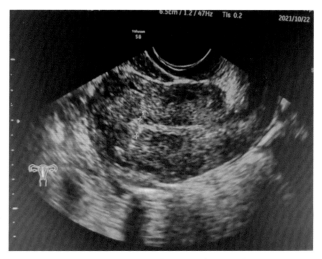

▲ 图 11-17　超声下宫腔粘连图像

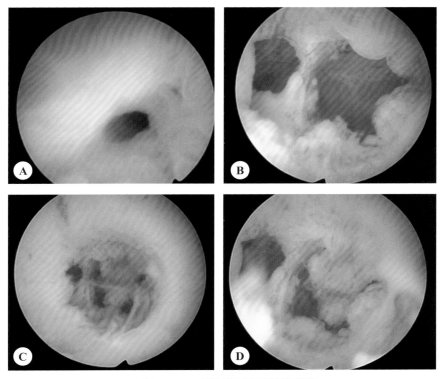

▲ 图 11-18　宫腔镜下宫腔粘连图像

　　宫腔直视人工流产手术系统下一次性可视吸引管自宫颈口进入，若存在宫颈管的膜性粘连，镜头在进入宫腔的过程中会被膜性粘连覆盖而变得模糊，稍用力继续前进，膜性粘连会被镜头钝性分开，从而又恢复清晰影像。若宫颈管内有纤维性或肌性粘连，镜头则进入宫腔困难或无法进入宫腔，有时需要超声的同步监测，避免发生子宫穿孔等并发症。采用宫腔直视人流手术系统的诊断标准包括：宫腔形态失常，弹性减小或消失，器械在宫腔内检查或操作的范围受限，两侧宫角有时暴露一侧或两侧，有时则无法观察到宫角。内膜颜色呈苍白色或者浅粉色，可见条索形状的粘连带，粘连带亦呈苍白色（图 11-19）。因宫腔直视人工流产手术系统放大 20 倍，故镜下只能观察到粘连带的一部分，无法窥见其全貌，镜头沿着粘连带的方向可追寻到其两端的附着点。若粘连带的两端基底部较短，镜下也可能无法观察到其明确的附着位置。因宫腔粘连严重时，宫腔内会形成假道或者空隙，在使用可视系统镜头观察时一定要轻柔，以免把宫角或者肌层薄弱的部位当作是假道而造成子宫穿孔。遇见此类病例的时候，也可加用超声监测，可一定程度上避免此类并发症的发生。

　　关于宫腔粘连的治疗方法目前仅推荐宫腔镜下宫腔粘连分离术。临床多使用宫腔镜下电切分离宫腔粘连和宫腔镜下冷刀分离宫腔粘连，它们的

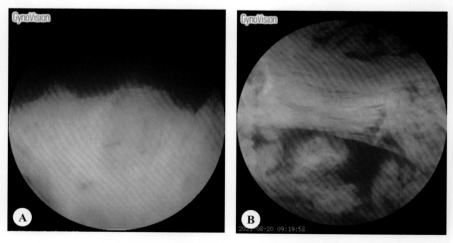

▲ 图 11-19　宫腔直视系统下宫腔粘连图像

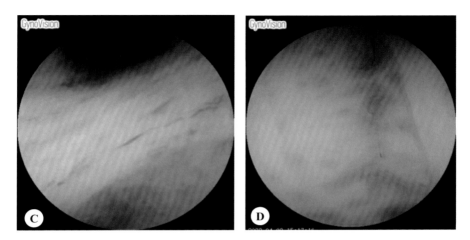

▲ 图 11-19（续） 宫腔直视系统下宫腔粘连图像

目的都是恢复宫腔正常解剖形态，防止宫腔再粘连。术后可使用 IUD、球囊支架或者药物促进子宫内膜的生长。

　　术前准备可按照通常宫腔镜手术前的准备，必要时可以进行宫颈准备，以免造成宫颈的撕裂伤。对于近期有宫腔操作的患者，需警惕有隐匿子宫穿孔的可能，对于可疑者，最好加用超声同步监测或者暂缓此次操作。

 视频 11-6 宫腔直视人工流产手术系统下宫腔粘连

## 参 考 文 献

[1] 中华医学会妇产科学分会 . 宫腔粘连临床诊疗中国专家共识 [J]. 中华妇产科杂志 , 2015, 50(12):881-887.

[2] 中华医学会妇产科学分会妇科内镜学组 . 妇科宫腔镜诊治规范 [J]. 中华妇产科杂志 , 2012, 47(7):555-558.

[3] 吴琼蔚 , 谢晖亮 , 马成斌 , 等 . 宫腔粘连 767 例临床分析 [J]. 实用妇产科杂志 , 2014, 30(5):354-357.

[4] 李敏 , 王蔼明 . 宫腔粘连的研究进展 [J]. 中国妇幼保健 , 2011, 26(8):1267–1270.

[5] 陈灿明 , 王奕芳 , 顾小燕 , 等 . 宫腔粘连病因学及治疗研究进展 [J]. 国际妇产科学杂志 , 2016, 43(3):250–253.

[6] 夏恩兰 . 妇科内镜学 [M]. 北京 : 人民卫生出版社 , 2001.

# 第 12 章 应用宫腔直视人工流产手术系统与宫腔镜系统的区别

## 一、宫腔直视人工流产手术系统

宫腔直视人工流产手术系统，是在一次性吸引管顶端安装了超微型高分辨的摄像头，将图像传输和吸取通道集成在同一根吸管上，置入宫腔实时观察，可使整个人工流产过程在直视下进行。宫腔直视人工流产手术系统下不同孕周胚胎及高危人流示例详见图 12-1 至图 12-6。

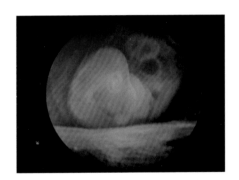

▲ 图 12-1　孕 6 周孕囊及胚芽

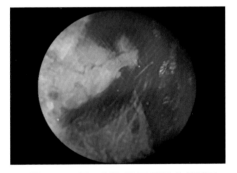

▲ 图 12-2　孕 7 周胚胎及原始心管搏动

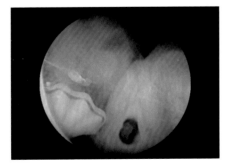

▲ 图 12-3　孕 8 周胚体

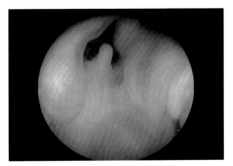

▲ 图 12-4　孕 10 周胎儿生殖器

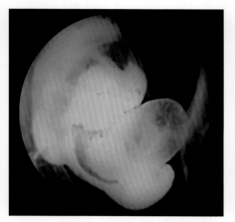

▲ 图 12-5　稽留流产（胚胎停育）

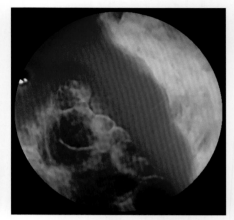

▲ 图 12-6　药物流产后宫内残留

## 二、宫腔镜系统

宫腔镜是一种宫腔及宫颈管疾病诊断及治疗的内镜。

**1. 宫腔镜主要设备及器械**

宫腔镜是由照明成像系统和膨宫系统组成（图 12-7）。照明成像系统包括摄像主机、显示器、冷光源、导光束、光学视管组成。膨宫系统即全自动医用液体膨宫仪，用于子宫腔内灌注膨宫介质，通过调节灌流压力和灌流速度，扩大宫腔手术视野、增加宫腔清晰度以利于宫腔操作。

**2. 宫腔镜手术器械**

包括诊断性宫腔镜及手术性宫腔镜。诊断性宫腔镜一般为镜体直径较小的宫腔镜，如门诊检查宫腔镜、纤维宫腔镜等；手术性宫腔镜包括电切镜（图 12-8）和冷切镜、刨削系统等。

**3. 宫腔镜应用于人工流产手术的适应证**

(1) 有不良孕史者，如复发性流产、胚胎停育等。

(2) 胎盘或组织物残留清宫。

(3) 伴子宫内膜息肉的人工流产。

(4) 术前检查发现宫腔形态异常者，如子宫畸形、宫腔粘连等。

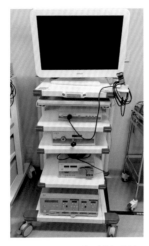

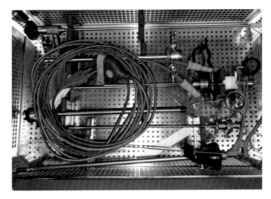

▲ 图 12-8　HEOS 电切手术系统

▲ 图 12-7　宫腔镜系统

**4. 宫腔镜正常宫腔形态及常见宫腔疾病**

宫腔镜系统下正常宫腔形态及常见宫腔疾病示例详见图 12-9 至图 12-16。

**5. 宫腔镜手术特点**

宫腔镜能全面探查宫腔并进行手术治疗，是目前诊断和治疗宫腔疾病的金标准。如存在子宫畸形、宫内妊娠物残留、宫角妊娠、宫腔粘连或妊娠合并宫腔疾病（如黏膜下子宫肌瘤等）的终止妊娠手术，可行宫腔镜手术。但其因需要膨宫，可能有水中毒、空气栓塞等并发症发生。

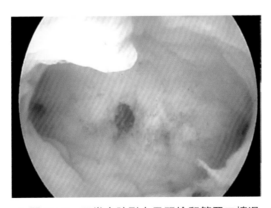

▲ 图 12-9　正常宫腔形态及双输卵管开口情况

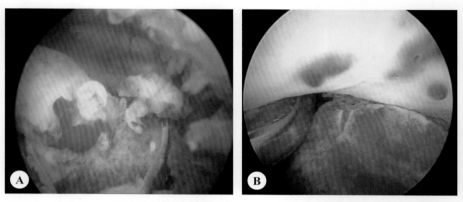

▲ 图 12-10　宫腔子宫内膜息肉（合并环）及宫颈管息肉

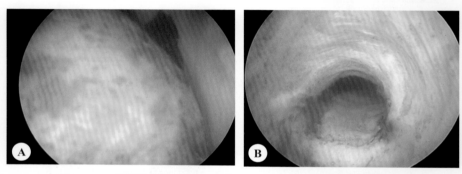

▲ 图 12-11　宫颈管黏膜下子宫肌瘤（A）及切除肌瘤后宫颈管形态（B）

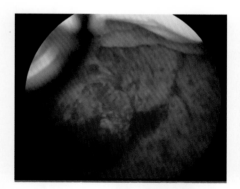

▲ 图 12-12　右宫角妊娠合并稽留流产

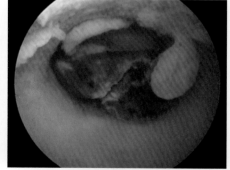

▲ 图 12-13　胚物残留合并子宫内膜小息肉

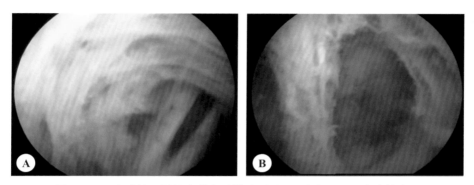

▲ 图 12-14　宫腔镜下早孕合并宫腔粘连（**A**）及清宫后所见宫腔粘连（**B**）

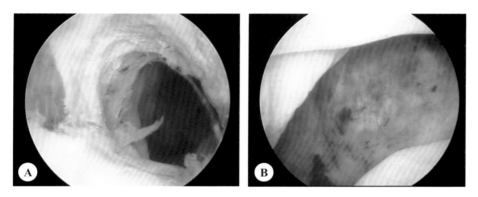

▲ 图 12-15　宫腔镜下妊娠合并纵隔子宫（孕囊位于左侧宫腔）

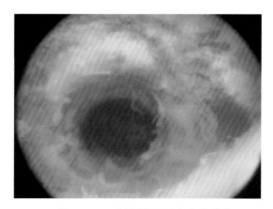

▲ 图 12-16　宫腔镜下子宫瘢痕憩室

## 三、宫腔直视人工流产手术系统与宫腔镜系统的区别

1. 宫腔直视人工流产手术系统不需要液体膨宫，避免了水中毒的并发症的发生。

2. 宫腔直视人工流产手术系统扩张宫颈仅需到 7.5 号，宫腔镜手术电切时需要扩张宫颈到 9.5～10 号。

3. 宫腔镜属于远距离和全景观察，宫腔直视人工流产手术系统则属于近距离和局部观察，可以用一个词来形容直视人流：移步换景。宫腔镜对宫腔的观察更加全面和立体，宫腔直视人工流产手术系统的视野是 110°，需要随着吸管的移动来观察宫腔及胚胎。

4. 因镜头像素因素，宫腔直视人工流产手术系统清晰度不如宫腔镜，但足以看清胚胎及脱膜组织。

5. 宫腔镜要靠膨宫液不断冲洗镜头中的血迹才能获得清晰视野及继续手术操作，宫腔直视人工流产手术系统吸管的光源镜头由疏水性光学材料制成，无须冲洗，不沾血污，视野清晰，可同时观察及手术。

6. 行负压吸宫术时，宫腔镜需要退出宫腔，医师凭借自己手感操作。而宫腔直视人工流产手术可在观察的同时行负压吸宫手术。

7. 宫腔直视人工流产手术系统吸管为一次性使用，无须消毒，可防止交叉感染。

8. 宫腔直视人工流产手术系统与宫腔镜均可以术中录像和拍照保留手术资料，但宫腔直视人工流产手术系统可直接储存于电脑，无须外接存储器。

## 参 考 文 献

[1] 中华医学会计划生育学分会 . 宫腔观察吸引手术技术操作规范专家共识 [J]. 中国计划生育学杂志 , 2017, 25(10):652–653.

[2] 钱金凤，姚晓英，刘素萍 . 内窥可视宫腔组织吸引系统用于早孕人工流产的临床观察 [J]. 中华生殖与避孕杂志 , 2018, 38(5):410–412.

[3] Kapp N, Lohr PA. Modern methods to induce abortion: Safety, efficacy and choice[J]. Best

Pract Res Clin Obstet Gynaecol, 2020, 63:37–44.

[4] Carbonnel M, Pirtea P, de Ziegler D, et al. Uterine factors in recurrent pregnancy losses[J]. Fertil Steril, 2021, 115(3):538–545.

[5] Di Spiezio Sardo A, Di Guardo F, Santangelo F, et al.Commentary on "Assessment of Risk Factors of Intrauterine Adhesions in Patients with Induced Abortion and the Curative Effect of Hysteroscopic Surgery"[J]. J Invest Surg, 2019, 32(1):90–92.

[6] 中华医学会计划生育学分会 . 宫腔操作前宫颈预处理专家共识 [J]. 中华生殖与避孕杂志 , 2020, 40(1):3–8.

[7] De Silva PM, Wilson L, Carnegy A, et al. Cervical dilatation and preparation prior to outpatient hysteroscopy: a systematic review and meta-analysis[J]. BJOG, 2021, 128(7):1112–1123.

[8] 顾向应 . 人工流产术中并发症的临床诊治及避孕管理 [J]. 中国计划生育杂志 , 2017, 25(11):724–730.

[9] Mo X, Qin G, Zhou Z, et al.Assessment of Risk Factors of Intrauterine Adhesions in Patients With Induced Abortion and the Curative Effect of Hysteroscopic Surgery[J].J Invest Surg, 2019, 32(1):85–89.

[10] Marshburn PB, Anderson-Montoya BL, Baek S, et al. A Fluid-Management Drape for Hysteroscopy: Innovation for Improved Patient Safety and Surgical Care[J]. Obstet Gynecol, 2021, 138(6):905–910.

[11] 夏恩兰 . 宫腔镜手术并发症的过往及现状 [J]. 中华妇幼临床医学杂志 , 2016, 12(3):249–254.

[12] 刘彦 . 妇科内镜手术常见的并发症及其预防 [J]. 中华妇产科杂志 , 2005, 40(7):493–495.

[13] McGurgan PM, McIlwaine P. Complications of hysteroscopy and how to avoid them[J].Best Pract Res Clin Obstet Gynaecol, 2015, 29(7):982–993.

[14] Vilos GA, Hutson JR, Singh IS, et al.Venous Gas Embolism during Hysteroscopic Endometrial Ablation:Report of 5 Cases and Review of the Literature[J].J Minim Invasive Gynecol, 2020, 27(3):748–754.

[15] Jansen FW, Vredevoogd CB, van Ulzen K, et al.Complications of hysteroscopy: a prospective, multicenter study[J].Obstet Gynecol, 2000, 96(2):266–270.

读书笔记